U0278014

黄帝内经选读

张其成 编著

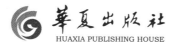

华夏出版社
HUAXIA PUBLISHING HOUSE

图书在版编目（CIP）数据

黄帝内经选读 / 张其成编著 . -- 北京：华夏出版社有限公司， 2022.1
ISBN 978-7-5222-0197-9

Ⅰ．①黄… Ⅱ．①张… Ⅲ．①《内经》－通俗读物 Ⅳ．① R221-49

中国版本图书馆 CIP 数据核字（2021）第 219753 号

黄帝内经选读

作　　者	张其成
责任编辑	张　平　王　敏

出版发行	华夏出版社有限公司
经　　销	新华书店
印　　刷	三河市少明印务有限公司
装　　订	三河市少明印务有限公司
版　　次	2022 年 1 月北京第 1 版 2022 年 1 月北京第 1 次印刷
开　　本	720mm×1030mm　1/16
印　　张	6.5
字　　数	86 千字
定　　价	39.80 元

华夏出版社有限公司　　地址：北京市东直门外香河园北里 4 号　　邮编：100028
网址：www.hxph.com.cn　　　　电话：（010）64618981
若发现本版图书有印装质量问题，请与我社联系调换。

序言

当代社会，最能代表中国国家形象的文化符号是什么？

从 2012 年开始，中国外文局对外传播研究中心连续在国内外开展"中国国家形象"的调查，结果显示，中医与中餐被国外受访者认为是最能代表中国国家形象的文化符号。而作为中医第一经典的《黄帝内经》已在 2011 年被联合国教科文组织列入《世界记忆名录》。

一、《黄帝内经》的文化地位

在我国的历史传说中，中医学的起源和三皇是分不开的，伏羲制作九针，神农尝遍百草，黄帝讲解医道，所以历代都尊奉伏羲、神农、黄帝为医神。

早在远古洪荒时代，先民们在劳动中不断摸索，制造出砭石和骨针等医疗器具来治疗疾病，后来逐渐发明了艾灸、推拿、酒剂、汤剂和导引等治病方法。从远古一直到周代以前，医疗技术主要掌握在巫师手里。巫师用各种巫术给人治病，所以最早的"医"（毉）字，下面就是一个"巫"字。可见早期巫和医是不分的。到了西周时期，医师已经从巫师中分离出来。经过春秋战国到了西汉时代，《黄帝内经》诞生了。

《黄帝内经》在中国文化历史中的地位，我用三个"第一"做一概括。

第一部中医学的经典。《黄帝内经》的诞生标志着中医学的形成。在这之前的简帛医书都是讲治法和药方的，中医学作为一个理论体系是从《黄帝内经》开始的，所以《黄帝内经》被认为是中医学的奠基之作，排在中医四大经典的首位。这部著作第一次系统讲述了人体的生理、病理、疾病、治疗原则和方法，几千年来护佑着中华民族战胜疾病灾难。

第一部养生学的宝典。《黄帝内经》第一次系统讲述了养生理念，不仅讲了怎样治病，而且讲了怎样才能不得病，也就是在没有得病的时候就预防它，最终能够不得病，这就是"治未病"。

第一部关于生命的百科全书。除了医学外，《黄帝内经》还讲了天文、历法、物候、地理、心理、社会等各学科知识，但所有知识都是围绕"生命"展开的，充满了人生哲理，所以它是教人健康、快乐、长寿的生命百科全书。

《黄帝内经》在中国文化历史中的地位，还可以用两把"钥匙"来进一步说明。

第一，《黄帝内经》是解开生命密码的钥匙。

《黄帝内经》把人体生命和宇宙自然看成一个整体，提出"气—阴阳—五行"模型，为我们提供了一把解开生命密码的钥匙。这个模型将人体的生理病理与天文地理有序地联系在一起，我们既可以从天地自然推测人体内在生命的秘密，又可以从人体生命活动推测天地自然的秘密。

第二，《黄帝内经》是打开中华文明宝库的钥匙。

《黄帝内经》提出了"阴阳五行，调和致中"的中医思维方法，这一思维方法不仅是对《周易》"阴阳中和"思想的继承和发展，而且与儒释道文化融通互补。中医文化一直最接地气，传承到今天，仍然活在人们的日常生活中。从《黄帝内经》中可以发现先秦儒家、道家及汉以前的人文科技文明之光，进而打开中华文明的宝库。

二、《黄帝内经》的理论精华

《黄帝内经》的理论精华可以概括为"阴阳调和，五行致中"。这与中华传统文化"天人合一，和谐共生"的价值观是完全相通的，这种价值观转换为中医整体调和的思维方式。因为中医药最贴近百姓生活，通过体验中医药就能了解中医思维，进而了解中华民族的价值观念和中华优秀传统文化的基本精神，所以说，用中医药这把"钥匙"就可以打开中华文明宝库的大门。

天人合一的整体观是《黄帝内经》最基本的特征。《黄帝内经》用"阴阳五行"的思维模型，不但把人体生命和宇宙自然看成一个整体，而且把人体内在脏腑和外在肢体看成一个整体，将人体的生理病理与天文地理有序地联系在一起。我们既可以从天地自然推测人体内在生命的秘密，又可以从人体生命活动推测天地自然的秘密。

《黄帝内经》提出"天人相参"的命题，认为天人是同构同序的，人体形态结构与天地万物是相互对应的，人体生理功能节律、病理变化周期与天地自然四时变化的节律周期是一致的。《素问·阴阳应象大论》说："天有四时五行，以生长收藏，以生寒暑燥湿风。人有五脏，化五气，以生喜怒悲忧恐。"

人体生命和宇宙自然靠什么构成一个整体的呢？靠"气"。"气"是《黄帝内经》中出现频率最高的一个词。按照气在人体的不同部位和不同功能，可以分为元气、宗气、营气、卫气、脏腑之气、经络之气等等。《黄帝内经》认为"气"是宇宙万物包括人体生命的本原。《素问·宝命全形论》说"人以天地之气生，四时之法成"。人生在天地之间，必须依赖天地阴阳二气的滋养才能生存。

《黄帝内经》用阴阳五行构建了中医学的理论体系。阴阳其实就是两种气——阴气和阳气，五行是对阴阳的进一步分类。五行就是木、火、土、金、水五种自然界的基本物质，其实代表的是五种不同的功能属性。《黄帝内经》用五行把天地自然分为五类：五时、五方、五谷、五色、五味、五气。同时，把人体也分成五类：五脏、五腑、五体、五窍、五志、五神。两者一一相对应。然后用五行相生相克说明人体正常的生理现象，用五行的相乘相侮（过分的生克）说明人的病理情况。

《黄帝内经》十分有趣地把人体看成一个国家，心就是国王，肺就是宰相，肝就是将军……它将人体生命以五脏为核心分成五大功能系统。五脏（肝、心、脾、肺、肾）和六腑（胆、胃、大肠、小肠、膀胱、三焦）构成阴阳表里关系，通过经络的沟通，联系筋、脉、肉、皮、骨及目、舌、口、鼻、耳等组织，从而构成一个有机的整体。

经络是中国人的一大发明。《黄帝内经》第一次系统地记载了经络系统。经络是气血运行的通道，十二经脉、十五络脉等构成人体功能的调控系统。

三、《黄帝内经》的实践精华

《黄帝内经》有一句名言："治病必求于本。"也就是要在各种复杂的临床表现中，找出疾病的根本原因，然后采取正确的方法解决这个根本原因。治病的根本就是"阴阳"。一个健康人的状态是阴阳调和、平衡的，如果打破这种平衡导致阴阳失调就会生病；医生治病就是要调和阴阳，也就是将失调的阴阳恢复到平衡的状态。

《黄帝内经》诊断疾病的方法可以概括为四诊，也就是"望、闻、问、切"。望诊主要是观面色，看舌苔；闻诊主要是听声音，闻气味；问诊主要是询问病人发病的情况以及日常生活情况；切诊主要是按压病人的脉象以获得诊断信息。这些都是通过由表及里的方法认识体内的病变情况。

《黄帝内经》重视对病因的分析。导致疾病发生的因素是很多的，可以分为三大类。一类是"六淫"（风寒暑湿燥火）致病，这是外因；一类是"七情"（喜怒忧思悲恐惊）致病，这是内因；还有一类是饮食起居不当、过度劳累等致病，这叫不内外因。

治疗疾病的核心方法是辨证施治，通过脏腑辨证、经络辨证、八纲辨证与六经辨证给出中药配伍、针灸配穴以及各种合适的治疗方案，最终达到阴阳的中和协调。

《黄帝内经》十分重视"治未病"，也就是在没有生病的时候就注意预防，从而不生病。这就需要"养生"。《素问》第一篇《上古天真论》就提出养生的一条总原则"法于阴阳，和于术数"，就是要效法阴阳的变化规律，找到适合自己的养生方法。然后讲养生有四个重要方法，那就是："食饮有节"，饮食要有节制，要合理搭配；"起居有常"，起床、睡觉等日常活动要有规律，要跟大自然的规律一致；"不妄作劳"，运动与劳动要适度，不能太过分；"形与神俱"，外形与精神要结合起来，尤其要保持精神安宁、情志平和。

最后还要再说一句，《黄帝内经》"调和致中"的理念和方法不仅可以用于治病，而且可以用于治家、治企、治国，这就是"上医治国，中医治人，下医治病"。

《黄帝内经选读》遴选了《黄帝内经》的精要篇章进行解读，图文并茂，明白晓畅，彰显了其精华，便于广大读者领略其奥妙。

目录

001　素问·上古天真论篇第一

007　素问·四气调神大论篇第二

013　素问·生气通天论篇第三

021　素问·金匮真言论篇第四

029　素问·灵兰秘典论篇第八

033　素问·六节藏象论篇第九

041　素问·五脏生成篇第十

049　素问·五脏别论篇第十一

053　素问·脏气法时论篇第二十二

063　素问·宝命全形论篇第二十五

069　灵枢·本输篇第二

085　灵枢·本神篇第八

091　灵枢·天年篇第五十四

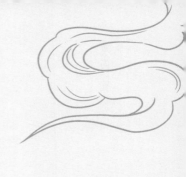

素问·上古天真论篇第一

本篇名句

上古之人，其知道者，法于阴阳，和于术数，食饮有节，起居有常，不妄作劳，故能形与神俱，而尽终其天年，度百岁乃去。

虚邪贼风，避之有时，恬惔虚无，真气从之，精神内守，病安从来。

是以志闲而少欲，心安而不惧，形劳而不倦，气从以顺，各从其欲，皆得所愿，故美其食，任其服，乐其俗，高下不相慕，其民故曰朴。

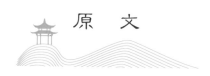

原　文

昔在黄帝，生而神灵，弱而能言，幼而徇（xùn）齐，长而敦敏，成而登天。

乃问于天师曰：余闻上古之人，春秋皆度百岁，而动作不衰。今时之人，年半百而动作皆衰者，时世异耶？人将失之耶？

岐伯对曰：上古之人，其知道者，法于阴阳，和于术数，食饮有节，起居有常，不妄作劳，故能形与神俱，而尽终其天年，度百岁乃去。

今时之人不然也，以酒为浆，以妄为常，醉以入房，以欲竭其精，以耗散其真，不知持满，不时御神，务快其心，逆于生乐，起居无节，故半百而衰也。

夫上古圣人之教下也，皆谓之虚邪贼风，避之有时，恬惔（dàn）虚无，真气从之，精神内守，病安从来。

是以志闲而少欲，心安而不惧，形劳而不倦，气从以顺，各从其欲，皆得所愿，故美其食，任其服，乐其俗，高下不相慕，其民故曰朴。

是以嗜欲不能劳其目，淫邪不能惑其心，愚智贤不肖，不惧于物，故合于道，所以能年皆度百岁，而动作不衰者，以其德全不危也。

帝曰：人年老而无子者，材力尽邪？将天数然也？岐伯曰：女子七岁，肾气盛，齿更发长；二七而天癸至，任脉通，太冲脉盛，月事以时下，故有子；三七，肾气平均，故真牙生而长极；四七，筋骨坚，发长极，身体盛壮；五七，阳明脉衰，面始焦，发始堕；六七，三阳脉衰于上，面皆焦，发始白；七七，任脉虚，太冲脉衰少，天癸竭，地道不通，故形坏而无子也。

丈夫八岁，肾气实，发长齿更；二八，肾气盛，天癸至，精气溢泻，阴阳和，故能有子；三八，肾气平均，筋骨劲强，故真牙生而长极。四八，筋骨隆盛，肌肉满壮；五八，肾气衰，发堕齿槁。六八，阳气衰竭于上，面焦，发鬓颁白；七八，肝气衰，筋不能动，天癸竭，精少，肾脏衰，形体皆极；八八，则齿发去。

肾者主水，受五脏六腑之精而藏之，故五脏盛，乃能泻。今五脏皆衰，筋骨解堕，天癸尽矣，故发鬓白，身体重，行步不正，而无子耳。帝曰：有其年已老而有子者，何也？岐伯曰：此其天寿过度，气脉常通，而肾气有余也。此虽有子，男不过尽八八，女不过尽七七，而天地之精气皆竭矣。帝曰：夫道者年皆百数，能有子乎？岐伯曰：夫道者，能却老而全形，身年虽寿，能生子也。

黄帝曰：余闻上古有真人者，提挈（qiè）天地，把握阴阳，呼吸精气，独立守神，肌肉若一，故能寿敝天地，无有终时，此其道生。中古之时，有至人者，淳德全道，和于阴阳，调于四时，去世离俗，积精全神，游行天地之间，视听八达之外，此盖益其寿命而强者也，亦归于真人。其次有圣人者，处天地之和，从八风之理，适嗜欲于世俗之间，无恚（huì）嗔之心，行不欲离于世，被服章，举不欲观于俗，外不劳形于事，内无思想之患，以恬愉为务，以自得为功，形体不敝，精神不散，亦可以百数。其次有贤人者，法则天地，象似日月，辩列星辰，逆从阴阳，分别四时，将从上古合同于道，亦可使益寿而有极时。

语　译

很久以前有个人叫黄帝，生下来就聪明至极，小时候便善于言谈，年幼时能很快地领悟事物，长大后敦厚机敏，成年后就登上天子之位了。

黄帝问天师（岐伯）：我听说上古时代的人，年龄都超过百岁，做起事来动作并不迟缓；现在的人，年过半百，动作就都已经迟缓了，这是时代不同导致的吗？还是现在人的过错造成的呢？

岐伯答道：上古时代，那些懂得自然之道的人，行为效仿天地阴阳变化的规律，调和养生的方法，饮食有节度，作息有规律，也不会随便使身体过度劳累，所以能够做到形神合一，一直活到天赋的自然年龄，超过百岁才去世。

现在的人就不是这样了，他们把酒当作汤水，把毫无节制地使用身体当作常态，醉酒行房，纵欲使自身的精气枯竭，因满足喜好而使真气耗散，不知道保持精气充盈（或理解为不知满足），不善统御精神，只贪求一时的享乐，却违背了生命的乐趣，起居作息都没有规律，所以年过半百就衰老了。

上古时期那些圣人教育老百姓时总要讲到，对于虚邪贼风等致病因素，应按照相应的时间避开，内心要恬淡虚无，真气顺从而运行，精和神在体内守住，如果能这样，疾病还从哪里来呢？

所以情志能控制并且欲望很少，心安宁而不恐惧，身体劳动但不疲倦，正气调顺畅了，那么每个人的欲望就都会得到满足，每个人的愿望也都能实现。不管吃什么样的食物都觉得甘美，不管穿什么样的衣服都觉得合适，不管有什么样的习俗都觉得快乐，不管地位是高还是低都不羡慕，这个时代的人真是朴实啊。

正因为如此，所以各种感官享受也不能吸引他的耳目，各种淫乱邪行也不能迷惑他的心智，无论是愚蠢还是聪明，有才能还是没有才能，都不被外物所干扰，因此符合生命之道。他们之所以都能活到 100 岁而动作还不显得衰老，是因为他们领会和掌握了修身养性的方法而使身体不被内外邪气所干扰、危害。

黄帝说：人年老时不能生育子女，是由于精力衰竭了呢，还是受自然规律的限定呢？岐伯说：女子到了 7 岁，肾气旺盛，乳牙更换，头发长得茂盛了。14 岁时，天癸产生，任脉通畅，太冲脉旺盛，月经按时来潮，具备了生育能力。21 岁时，肾气充满，智齿长出，身体也长到最高了。28 岁时，筋骨强健，肌肉丰满，头发长得最茂盛，身体最强壮。35 岁时，阳明脉渐衰，面部开始憔悴，头发也开始脱落。42 岁时，三阳经脉气血都衰弱，面部憔悴无华，头发开始变白。49 岁时，任脉气血虚弱，太冲脉的气血也衰少了，天癸枯竭，月经断绝，所以形体衰老，失去了生育能力。

男子到了 8 岁，肾气逐渐充实，头发长得茂密，乳牙也更换了。16 岁时，肾气旺盛，天癸产生，精气盈满而外泄，两性交合，就能生儿育女。24 岁时，肾气充满，筋骨强健有力，智齿长出，身体长到最高。32 岁时，筋骨丰隆坚实，肌肉丰满健壮。40 岁时，肾气衰退，头发开始脱落，牙齿也开始松动脱落。48 岁时，人体上部的阳气逐渐衰竭，面部憔悴无华，头发和两鬓开始变白。56 岁时，肝气衰退，筋骨活动不能灵活自如，天癸枯竭，肾脏精气衰少，形体衰老。64 岁时，牙齿头发脱落。

肾主管水，接受并贮藏其他脏腑的精气。所以五脏精气旺盛，肾脏才能精气外泄。现在五脏的功能都已衰退，筋骨懈惰无力，天癸竭尽。所以头发和两鬓都变白，身体沉重，走路不稳，也不能生儿育女了。黄帝说：有的人虽已年老，却还能生育，这是什么道理呢？岐伯说：这是因为他的先天禀赋超过常人，气血经脉保持通畅，肾气有余。这种人虽然还能生育，但男子一般不超过 64 岁，女子一般不超过 49 岁，因为这时体内的精气已枯竭了。黄帝说：那些掌握了养生之道的人，年龄都到了 100 岁，还能生育吗？岐伯说：掌握了养生之道的人，能防止衰老，使身体健康，虽然年事已高，也能生育。

黄帝说：我听说上古时代有一种人叫真人，他掌握了大自然的变化，把握阴阳规律，呼吸精气，超然独处，精神内守，筋骨肌肉与整个身体合而为一，所以他的寿命与天地相同，没有终了的时候，这是他修道养生的结果。中古的时候，有一种人叫至人，他的德性淳朴，全面掌握了养生之道，符合并且适应天地阴阳四时的变化，避开世俗的干扰，积蓄精气，保全神气，神游于广阔的天地之间，视觉和听觉能达到八方的极点，这是他延长寿命和强健身体的方法，这种人也可以归属真人的行列。其次有一种人叫圣人，他能够安处于天地的平和环境之中，顺从八风的变化，使自己的喜好同世俗相应，没有恼怒怨恨之情，行为不偏离世俗的一般准则，穿着装饰普通纹采的衣服，举止也没有炫耀于世俗的地方，在外不因忙碌的事务而劳累，在内没有任何思想负担，以恬淡、愉快为目的，以悠然自得为满足，所以他的形体不衰老，精神也不易耗散，寿命也能达到百岁。还有一种人称为贤人，他能够效法天地的变化，遵循日月的升降，依据星辰的位置，顺从阴阳的消长和适应四时的变迁，追随上古真人，使生活符合养生之道，这种人的寿命也能延长，但有终结的时候。

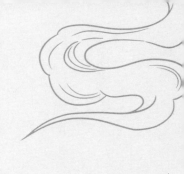

素问·四气调神大论篇第二

本篇名句

逆春气，则少阳不生，肝气内变；逆夏气，则太阳不长，心气内洞；逆秋气，则太阴不收，肺气焦满；逆冬气，则少阴不藏，肾气独沉。

夫四时阴阳者，万物之根本也，所以圣人春夏养阳，秋冬养阴，以从其根，故与万物沉浮于生长之门。

是故圣人不治已病治未病，不治已乱治未乱，此之谓也。夫病已成后药之，乱已成而后治之，譬犹渴而穿井，斗而铸锥，不亦晚乎！

原　文

　　春三月。此谓发陈，天地俱生，万物以荣，夜卧早起，广步于庭，被（pī）发缓形，以使志生，生而勿杀，予而勿夺，赏而勿罚，此春气之应，养生之道也。逆之则伤肝，夏为寒变，奉长（zhǎng）者少。

　　夏三月，此谓蕃秀，天地气交，万物华（huā）实，夜卧早起，无厌于日，使志无怒，使华英成秀，使气得泄，若所爱在外，此夏气之应，养长之道也。逆之则伤心，秋为痎（jiē）疟，奉收者少，冬至重病。

　　秋三月，此谓容平，天气以急，地气以明，早卧早起，与鸡俱兴，使志安宁，以缓秋刑，收敛神气，使秋气平，无外其志，使肺气清，此秋气之应，养收之道也。逆之则伤肺，冬为飧（sūn）泄，奉藏者少。

　　冬三月，此谓闭藏，水冰地坼（chè），无扰乎阳，早卧晚起，必待日光，使志若伏若匿，若有私意，若已有得，去寒就温，无泄皮肤，使气亟（qì）夺，此冬气之应，养藏之道也。逆之则伤肾，春为痿厥，奉生者少。

天气，清静光明者也，藏德不止，故不下也。天明则日月不明，邪害空窍，阳气者闭塞，地气者冒明，云雾不精，则上应白露不下。交通不表，万物命故不施，不施则名木多死。恶气不发，风雨不节，白露不下，则菀（yùn）槁不荣。贼风数至，暴雨数起，天地四时不相保，与道相失，则未央绝灭。唯圣人从之，故身无奇病，万物不失，生气不竭。逆春气，则少阳不生，肝气内变；逆夏气，则太阳不长，心气内洞；逆秋气，则太阴不收，肺气焦满；逆冬气，则少阴不藏，肾气独沉。

夫四时阴阳者，万物之根本也，所以圣人春夏养阳，秋冬养阴，以从其根，故与万物沉浮于生长之门。逆其根，则伐其本，坏其真矣。故阴阳四时者，万物之始终也，死生之本也，逆之则灾害生，从之则苛疾不起，是谓得道。道者，圣人行之，愚者佩之。

从阴阳则生，逆之则死；从之则治，逆之则乱。反顺为逆，是谓内格。是故圣人不治已病治未病，不治已乱治未乱，此之谓也。夫病已成后药之，乱已成而后治之，譬犹渴而穿井，斗而铸锥，不亦晚乎！

语　译

　　春季的三个月是万物复苏、生命萌发的季节。天地的阳气开始升发，万物欣欣向荣。此时，人们应该晚睡早起，在庭院中大踏步地走，披散开头发，放松形体，使精神愉快，充满生机。要使万物生发，而不要伤害它们，多施与，少敛夺；多奖励，少惩罚。这是顺应春季生发之气的原则。如果违反了这个原则，便会损伤肝脏之气，到了夏季就会演变为寒性疾病，提供给夏天的阳长之气就少了。

　　夏季的三个月是万物繁荣秀丽的季节，天地阴阳之气相交，植物开花结果。在这个季节，人们应该晚睡早起，不要厌恶白天太长，心中不抱怨不发怒，使容貌面色显得秀美，气机宣畅，通泄自如，精神饱满，对外界事物有浓厚的兴趣。这就是顺应夏季"养长"的原则。如果违逆了这一原则，就会损伤心脏，到了秋天就容易发生疟疾。秋天收敛的能力减弱了，冬天就会再次发生疾病。

　　秋季的三个月，是自然界处于成熟而平定的季节。天高风急，地气清明，此时，人应该早睡早起，和鸡的活动时间相仿，以保持精神的安定平静，减缓秋天肃杀之气对人体的影响；收敛神气，使秋天肃杀之气保持平和，精神内守，使肺气清和。这就是顺应秋季养收的原则。如果违反了这一原则，就会伤及肺脏，提供给冬天潜藏之气的能力就不足，冬天就会发生飧泄病。

　　冬天的三个月，是万物生机潜伏的季节，水寒成冰，大地冻裂，这时人不能扰动阳气，而要早睡晚起，等到太阳升起时起床才好。要精神内守，如伏如藏，好像心中有什么想法，又好像已经得到了满足。要躲避寒冷，获得温暖，不要让皮肤开泄出汗而令阳气散失。这是顺应冬季藏伏的原则。违反了这一原则，就会损伤肾脏，第二年春天就会发生痿厥之病，使人适应春天生气的能力不足。

天气，是清净光明的，以藏为德，运行不止。由于天德含蓄不露，因此它内蕴的力量不会下泄。如果天太明亮了，就一定会盖过日月的光明，邪气就会乘虚而入，阳气闭塞不通，地气上冒而遮蔽了光明，云雾弥漫，雨露不能下降，天地之气不能相交，万物的生命就不能延续。生命不能延续，自然界的草木也会死亡。邪气不散，风雨无时，雨露不降，所以草木枯槁，不再繁荣。贼风频频而至，暴雨不断袭来，天地四时的变化失去了平衡，违背了正常的规律，导致万物的生命未及一半就夭折了。只有圣人能顺应大自然的变化，注重养生，所以身体没有重病，自然万物就不会有损失，而人的生机之气也不会竭绝。如果违逆了春生之气，少阳就不会生发，从而导致肝气内郁而发生病变。如果违逆了夏长之气，太阳就不能生长，从而导致心气内虚。如果违逆了秋收之气，太阴就不能收敛，从而导致肺热叶焦，胸部胀满。如果违逆了冬藏之气，少阴就不能潜藏，从而导致肾气消沉。

四时阴阳的变化，是万物生、长、收、藏的根本，因此，圣人在春夏时节养阳气，在秋冬时节养阴气。顺应这一根本规律，就能与自然界万物一同经历生、长、收、藏的过程；违逆了这个规律，就会摧残生命的根本，损坏身体。因此，四时阴阳的变化是万物生、长、收、藏的由来，是生死存亡的根本，违逆它，就会发生灾害，顺应它，就不会得大病，这样就可以说掌握了养生之道。对于养生之道，圣人能够奉行，愚人却时常违背它。

顺应四时阴阳变化的规律就能生存，违逆它就会死亡；顺应它就会安宁，违逆它就会发生祸乱。如果违逆四时阴阳变化的规律而行，就会生病，病名叫内格。所以，圣人不等到生病了再去治疗，而是注重治疗未发生的病；不等到乱事发生了再去治理，而是注重在未乱之前治理。如果疾病发生后再去治疗，乱事发生后再去治理，就如同临渴才掘井，战乱发生了再去制造兵器，那不是太晚了吗？

不治已病治未病

未病防病　不治已病治未病

張長城　辛丑秋

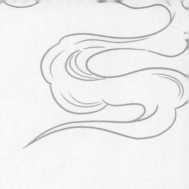

素问·生气通天论篇第三

本篇名句

夫自古通天者，生之本，本于阴阳。

阴者，藏精而起亟也；阳者，卫外而为固也。

阴平阳秘，精神乃治，阴阳离决，精气乃绝。

春伤于风，邪气留连，乃为洞泄。夏伤于暑，秋为痎疟。秋伤于湿，上逆而咳，发为痿厥。冬伤于寒，春必温病。

原　文

黄帝曰：夫自古通天者，生之本，本于阴阳。天地之间，六合之内，其气九州、九窍、五脏、十二节，皆通乎天气。其生五，其气三，数犯此者，则邪气伤人，此寿命之本也。

苍天之气清净，则志意治，顺之则阳气固，虽有贼邪，弗能害也，此因时之序。故圣人传精神，服天气，而通神明。失之则内闭九窍、外壅肌肉，卫气散解，此谓自伤，气之削也。

阳气者若天与日，失其所，则折寿而不彰，故天运当以日光明。是故阳因而上，卫外者也。

因于寒，欲如运枢，起居如惊，神气乃浮；因于暑，汗烦则喘喝，静则多言，体若燔炭，汗出而散；因于湿，首如裹，湿热不攘，大筋续（ruǎn）短，小筋弛长，续短为拘，弛长为痿。因于气，为肿，四维相代，阳气乃竭。

阳气者，烦劳则张，精绝辟积，于夏，使人煎厥。目盲不可以视，耳闭不可以听，溃溃乎若坏都，汩（gǔ）汩乎不可止。阳气者，大怒则形气绝，而血菀于上，使人薄厥。有伤于筋纵，其若不容，汗出偏沮，使人偏枯，汗出见湿，乃生痤痱（fèi）。高梁之变，足生大丁，受如持虚。劳汗当风，寒薄为皶（zhā），郁乃痤。

阳气者，精则养神，柔则养筋。开阖不得，寒气从之，乃生大偻。陷脉为瘘，留连肉腠。俞气化薄，传为善畏，及为惊骇。营气不从，逆于肉理，乃生痈肿。魄汗未尽，形弱而气烁，穴俞以闭，发为风疟。

故风者，百病之始也，清静则肉腠闭拒，虽有大风苛毒，弗之能害，此因时之序也。故病久则传化，上下不并，良医弗为。故阳畜积病死，而阳气当隔，隔者当泻，不亟正治，粗乃败之。

故阳气者，一日而主外，平旦人气生，日中而阳气隆，日西而阳气已虚，气门乃闭，是故暮而收拒，无扰筋骨，无见雾露，反此三时，形乃困薄。

岐伯曰：阴者，藏精而起亟也；阳者，卫外而为固也。阴不胜其阳，则脉流薄疾，并乃狂。阳不胜其阴，则五脏气争，九窍不通。是以圣人陈阴阳，筋脉和同，骨髓坚固，气血皆从。如是则内外调和，邪不能害，耳目聪明，气立如故。风客淫气，精乃亡，邪伤肝也。因而饱食，筋脉横解，肠澼（pì）为痔。因而大饮，则气逆。因而强力，肾气乃伤，高骨乃坏。凡阴阳之要，阳密乃固，两者不和，若春无秋，若冬无夏，因而和之，是谓圣度。故阳强不能密，阴气乃绝，阴平阳秘，精神乃治，阴阳离决，精气乃绝。

因于露风，乃生寒热。是以春伤于风，邪气留连，乃为洞泄。夏伤于暑，秋为痎疟。秋伤于湿，上逆而咳，发为痿厥。冬伤于寒，春必温病。四时之气，更伤五脏。

阴之所生，本在五味，阴之五宫，伤在五味。是故味过于酸，肝气以津，脾气乃绝。味过于咸，大骨气劳，短肌，心气抑。味过于甘，心气喘满，色黑，肾气不衡。味过于苦，脾气不濡，胃气乃厚。味过于辛，筋脉沮弛，精神乃央。是故谨和五味，骨正筋柔，气血以流，腠理以密，如是，则骨气以精。谨道如法，长有天命。

语　译

黄帝说：自古以来，人们都认为生命的根本是与天相通，再具体说，这个根本就是阴阳。在天地之间、四方上下之内，人的九窍、五脏、十二关节，都是和天气相通的。天之阴阳，化生地之五行；地之五行，又上应天之三阴三阳。如果人们多次违背这个根本规律，那么邪气就会伤害身体，这就是寿命的根本。

如果苍天的气很清静，人的意志就会平和。顺应这个规律，人的阳气就会得到固护，尽管会有虚邪贼风，也不会侵害到人体。这是因为顺应了天时的次序。因此圣人聚精神、顺应天气，从而能够与神明相通。违背了这个规律，内部的九窍就会闭塞，外部的肌肉就会壅塞，外在保卫之气也会受到损伤，这样就使自己受到了伤害，正气会受到很大的削弱。

人体内有阳气，就像天上有太阳一样。如果太阳不能正常运行，万物就不能生存；如果人体的阳气不能正常运行，人的寿命就会缩短而不能延长。因此，天之所以能够运动不息，是因为有太阳的光明，而人的阳气就像太阳一样向上、向外，保护身体，抵御外邪侵犯。

人若是受到了寒气的侵袭，阳气就像门轴运转一样耗散，在生活起居中就容易受到惊吓，产生戒备，神气就会浮越。如果伤于夏季的暑气，就会多汗、烦躁，甚至会大声地喘促。如果暑邪内攻，那么病人虽然不烦躁，但是由于邪气伤到神明，他也会喜欢讲话，身体感觉很热，就像炭火一样，出了汗之后，热才能退。如果受到湿邪的侵袭，就会感觉头很沉重，好像有东西裹着一样。假如湿邪不能及时排出，就会出现大筋缩短不能伸长、小筋松弛无力的症状。短缩会造成挛拘，弛纵则造成痿弱。如果被风邪侵袭，发为肿病，四肢交替浮肿，这是阳气衰竭的现象。

在烦劳的时候，人身的阳气会形成亢阳外越，最终导致阴经耗竭。如果这种现象积累很久，到了夏天，天气炎热，就会有发生"煎厥"病的可能。这种病的主要症状是：眼睛昏蒙看不清东西，耳朵闭塞听不到声音，病情危急，就像水决堤了一样，水流不可遏止。在发怒的时候，人身体的阳气就和形体隔绝了，血就会郁结在头部，可能会发生"薄厥"病。若筋有了损伤，肌肉就得不到约束，变得松弛，肢体就不能自如运动了。人体阳气虚，气不能在周身流动时，汗出偏于前半身的，以后可能发生"偏枯"病。汗出后，如果受到湿邪侵袭，就会生痤痱。吃肥肉精米太多，会生严重的疔疮，发病就像拿着空的器皿受盛东西一样容易。如果劳动后出汗受风，寒气吹到皮肤，就会生粉刺，郁积久了，就会变成疮疖。

阳气在人的身体里，既可以养神，使精神充足，又可以养筋使筋骨柔韧。但是，如果腠理的开合失调，寒邪之气乘虚而入，就会使人低头曲背。如果寒气深入到血脉中，血脉凝涩，就会生瘘疮，留滞在肌肉的纹理中。如果寒邪从俞穴入侵到脏腑，病人就会出现恐惧和惊骇的症状。营气不能从应走的经脉中运行，而阻逆于肌肉之中，时间长了便形成痈肿。汗出还未尽止，若形体疲劳，突然感受风寒，俞穴闭塞，致使邪气留在了体内，寒热交迫，最终会生风疟病。

风是引起各种疾病的最初原因。但是，只要人能够保持精神安定，就能使腠理密闭，阳气就能够抵御外邪，虽然有大风苛毒的侵袭，也不会对人体造成伤害。这就是顺应四时的顺序，做好养生调节的结果。所以生病的时间长了就会出现别的症候，到了上下之气不能相通、积阴积阳的时候，虽然有医术很高明的医生，也无能为力了。人体的阳气过多累积，也会导致死亡，此时就需要泻法消积散阳来治疗。如果得不到及时治疗，一日之内就会死亡。

人体的阳气在白天保护体表。天亮的时候，人体的阳气开始生发；到了中午，阳气达到最旺盛；日落时分，阳气渐渐衰退，汗孔也就随之关闭了。所以晚上就应该休息，阳气收藏于内，就能抵御外在邪气。不要扰动筋骨，不要冒犯雾露，如果违背了早、中、晚三段时间的规律，就会生病，使身体憔悴。

岐伯说：阴是藏精于内而不断化生阳气的，阳是保卫人体外部而使腠理坚固的。如果阴不能胜阳，那么阳气亢盛，就会使血脉的流动强劲有力，进而会发狂；如果阳不胜阴，那么五脏之气不调，以致九窍不通畅。所以圣人使阴阳平衡，不使任何一方偏盛，因而筋脉舒缓平和，骨髓坚固，血气畅通，这样就能使内外调和，邪气不得侵犯，耳聪目明，气机的运行也能正常了。风邪侵入人体，逐渐侵害阳气，精血因此慢慢耗损，这是邪气伤害肝脏的原因。在这种情况下，如果吃得太饱，胃肠的筋脉就会因为太过充满而变得松弛，形成下泄脓疮的痔疮；如果饮酒过多，肺气就会上逆；如果房事不节，强用其力，肾气就会受到损伤，使得腰间的脊骨受到损坏。阴阳的关键在于阳气的致密宁静。若阴阳任何一方偏盛，失去平衡协调，就像一年之中只有春天而没有秋天，只有冬天而没有夏天。以此总结，阴阳调和是圣人最好的养生方法。如果阳气过盛，就不能固密，阴气就会亏耗；阴气平和，阳气固密，精神就会旺盛；如果阴阳离决，那么精气也就会随之耗竭了。

如果风邪侵袭，就会发生寒热之病。所以，春天伤于风邪，邪气留滞不去，到了夏天就会出现泄泻。夏天伤于暑邪，潜藏在体内，到了秋天就会发生疟疾。秋天伤于湿邪，到了冬天就会使气逆而咳嗽，以至于形成痿厥这样的重病。冬天伤于寒邪，到了春天必然会发生温热病。因此，风寒暑湿四时邪气，是会伤及五脏的。

精血的产生来自对饮食五味的摄取，但是，贮藏精血的五脏，也可能会因为过食五味而受到伤害。比如，吃过酸的食物，会使肝气太盛，脾气会因此受到克制而衰竭。吃过咸的食物，会使骨骼受到伤害，肌肉短缩，心气也抑郁了。吃过甜的东西，会使心气喘闷，颜面变黑，肾气不能平衡。如果吃过苦的食物，脾气就会过燥而不得濡润，胃部就会胀满。吃过辛的食物，会使筋脉松弛，精神也就慢慢涣散了。因此应当慎重地调和五味，使得骨骼正直，筋脉柔和，气血畅通，腠理固密，这样就能气骨精强了。只要能严格地按照养生的方法生活，就可以尽享天年。

雅字形上字神

張其辰 辛丑秋

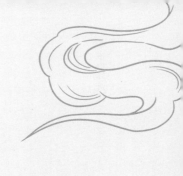

素问·金匮真言论篇第四

本篇名句

东方青色，入通于肝，开窍于目，藏精于肝，其病发惊骇。

南方赤色，入通于心，开窍于耳，藏精于心，故病在五脏。

中央黄色，入通于脾，开窍于口，藏精于脾，故病在舌本。

西方白色，入通于肺，开窍于鼻，藏精于肺，故病在背。

北方黑色，入通于肾，开窍于二阴，藏精于肾，故病在谿。

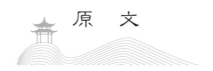

原　文

黄帝问曰：天有八风，经有五风，何谓？岐伯对曰：八风发邪，以为经风，触五脏，邪气发病。所谓得四时之胜者，春胜长夏，长夏胜冬，冬胜夏，夏胜秋，秋胜春，所谓四时之胜也。

东风生于春，病在肝，俞（shù）在颈项；南风生于夏，病在心，俞在胸胁；西风生于秋，病在肺，俞在肩背；北风生于冬，病在肾，俞在腰股；中央为土，病在脾，俞在脊。

故春气者病在头，夏气者病在脏，秋气者病在肩背，冬气者病在四支。故春善病鼽衄，仲夏善病胸胁，长夏善病洞泄寒中，秋善病风疟，冬善病痹厥。

故冬不按蹻（qiāo），春不鼽衄，春不病颈项，仲夏不病胸胁，长夏不病洞泄寒中，秋不病风疟，冬不病痹厥，飧泄，而汗出也。

夫精者，身之本也。故藏于精者，春不病温。夏暑汗不出者，秋成风疟。此平人脉法也。

故曰：阴中有阴，阳中有阳。平旦至日中，天之阳，阳中之阳也；日中至黄昏，天之阳，阳中之阴也；合夜至鸡鸣，天之阴，阴中之阴也；鸡鸣至平旦，天之阴，阴中之阳也。故人亦应之。

夫言人之阴阳，则外为阳，内为阴。言人身之阴阳，则背为阳，腹为阴。言人身之脏腑中阴阳，则脏者为阴，腑者为阳。肝心脾肺肾五脏皆为阴，胆胃大肠小肠膀胱三焦六腑皆为阳。

所以欲知阴中之阴阳中之阳者何也？为冬病在阴，夏病在阳，春病在阴，秋病在阳，皆视其所在，为施针石也。故背为阳，阳中之阳，心也；背为阳，阳中之阴，肺也；腹为阴，阴中之阴，肾也；腹为阴，阴中之阳，肝也；腹为阴，阴中之至阴，脾也。此皆阴阳表里内外雌雄相输应也，故以应天之阴阳也。

帝曰：五脏应四时，各有收受乎？岐伯曰：有。东方青色，入通于肝，开窍于目，藏精于肝，其病发惊骇，其味酸，其类草木，其畜鸡，其谷麦，其应四时，上为岁星，是以春气在头也，其音角，其数八，是以知病之在筋也，其臭臊。

南方赤色，入通于心，开窍于耳，藏精于心，故病在五脏，其味苦，其类火，其畜羊，其谷黍，其应四时，上为荧惑星，是以知病之在脉也，其音徵（zhǐ），其数七，其臭焦。

中央黄色，入通于脾，开窍于口，藏精于脾，故病在舌本，其味甘，其类土，其畜牛，其谷稷，其应四时，上为镇星，是以知病之在肉也，其音宫，其数五，其臭香。

西方白色，入通于肺，开窍于鼻，藏精于肺，故病在背，其味辛，其类金，其畜马，其谷稻，其应四时，上为太白星，是以知病之在皮毛也，其音商，其数九，其臭腥。

北方黑色，入通于肾，开窍于二阴，藏精于肾，故病在豀（xī），其味咸，其类水，其畜彘，其谷豆，其应四时，上为辰星，是以知病之在骨也，其音羽，其数六，其臭腐。

故善为脉者，谨察五脏六腑，一逆一从，阴阳、表里、雌雄之纪，藏之心意，合心于精，非其人勿教，非其真勿授，是谓得道。

语　译

黄帝问道：天有八方之风，人的经脉有五脏之风。这是指什么呢？岐伯回答道：八方不正之风会产生致病的邪气，侵犯经络，触犯五脏，因而使人发病。所说的感受四季相克的情况，春克长夏，长夏克冬，冬克夏，夏克秋，秋克春。这就是四季的相克次序。

东风在春天生发，容易影响肝经，病变多表现在颈项。南风在夏季盛行，容易影响到心经，病变多表现在胸胁。西风常在秋季盛行，容易影响到肺经，病变多表现在肩背。北风常在冬季刮起，多影响到肾经，病变多表现在腰和大腿部位。中央为土，病变常发生在脾经，而表现于脊背。

所以说，春天易引发头部的病症，夏天易引发心脏的病症，秋天易引发肩背部的病症，冬天易引发四肢的病症。所以春天好发流鼻涕和鼻出血之类的疾病，夏天多患胸胁部不适类疾病，长夏易出现寒湿腹泻的病症，秋天易患风疟，冬天易患关节僵硬的疾病。

因此，冬天不做过度耗散阳气、扰动筋骨的活动，固护阳气，来年春天就不会发生鼻子出血和颈项部位的疾病，夏天也就不会发生胸胁部位的疾患，长夏不会发生里寒泄泻的疾病，秋天就不会发生风疟，冬天不会发生

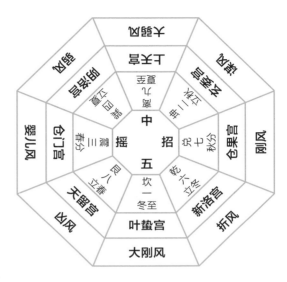

九宫八风图

四肢僵硬的痹症、寒厥症，以及泄泻和出汗过多的疾病。

精就是人身的根本。因此，冬季善于保养精气的，春天就不容易得温病；夏天暑热之季，应该汗出而不出汗的人，秋天就会得风疟之病。这就是人体阴精阳气循行经脉的道理。

因此说，阴中还有阴，阳中还有阳。清晨至中午，是白天，属阳，是阳中之阳；中午到黄昏，也属阳，是阳中之阴；半夜到鸡鸣，属阴，是阴中之阴；鸡鸣到清晨，是阴中之阳。人与天地相感应，因此人体也分阴阳。

就人体而言，外部为阳，内部为阴。就身体部位而言，背为阳，腹为阴。就脏腑而言，脏为阴，腑为阳。因此，肝、心、脾、肺、肾五脏皆属阴，胆、胃、大肠、小肠、膀胱、三焦六腑皆为阳。

为什么要了解阴中之阴、阳中之阳的道理呢？这是因为冬天病在阴，夏天病在阳，春天病在阴，秋天病在阳，所以应该观察疾病的部位所在，采用针灸、砭石等治法。因此说背部为阳，心为阳中之阳，肺为阳中之阴；腹部

为阴，肾为阴中之阴，肝为阴中之阳，脾为阴中之至阴。这就是阴阳、表里、内外、脏腑经脉相互联络循环，以感应自然界四时阴阳的道理。

黄帝问：五脏和四时相应，各有同气相求的现象吗？"岐伯回答："有。东方为青色之气，与人体的肝相感应。肝开窍于两目，精藏于肝脏，发病易出现惊骇之病。在五味中为酸味，在五行中属于木，在五畜中为鸡，在五谷中为麦，在四时中上应于岁星，在五音中为角，在五行生成数中为八，在五气中为臭臊气。四季中对应春季，春气是上升的，所以病在头部比较多。因为肝主筋，因此疾病多表现在筋骨。

南方为赤色之气，与人体的心相感应。心开窍于两耳，人体之精内藏于心，病变可波及五脏。在五味中属苦，在五行中属火，在五畜中为羊，在五谷中为黍，在四时中上应于荧惑星，因此可知疾病在血脉。在五音中为徵，在五行生成数中为七，在五气中为臭焦气。

中央为黄色之气，与人体的脾脏相感应。脾开窍于口，精藏于脾，发病在舌根。在五味中为甘味，在五行中属土，在五畜中为牛，在五谷中为稷，在四时中上应于镇星，所以可知病在肌肉中。在五音中为宫，在五行生成数中为五，在五气中为香气。

西方为白色之气，与人体的肺相感应。肺开窍于鼻，精藏于肺，发病在背部。在五味中为辛，在五行中属金，在五畜中为马，在五谷中为稻，在四时中上应于太白星，因此可知病在皮毛。在五音中为商，在五行生成数中为九，在五气中为臭腥气。

北方为黑色之气，与人体的肾相感应。肾开窍于二阴，精藏于肾，所以发病在四肢。在五味中为咸，在五行中属水，在五畜中为猪，在五谷中为豆，在四时中上应于辰星，因此可知病在骨。在五音中为羽，在五行生成数中为六，在五气中为臭腐气。

五脏与五行等事物的对应关系

五行	木	火	土	金	水
五脏	肝	心	脾	肺	肾
五窍	目	耳（舌）	口	鼻	二阴（耳）
五体	筋	脉	肉	皮毛	骨
五病	惊骇	五脏	舌本	背	豀
五方	东	南	中	西	北
五时	春	夏	长夏	秋	冬
五色	青	赤	黄	白	黑
五味	酸	苦	甘	辛	咸
五气	风	暑	湿	燥	寒
五化	生	长	化	收	藏
五畜	鸡	羊	牛	马	彘
五谷	麦	黍	稷	稻	豆
五星	岁星	荧惑星	镇星	太白星	辰星
五音	角	徵	宫	商	羽
五数	八	七	五	九	六
五臭	臊	焦	香	腥	腐

　　因此，擅长诊脉治病的人总是谨慎地观察五脏六腑的顺逆变化，并把阴阳、表里、雌雄的法则牢记在心里，在心里体验它的精妙，不是合适的人是不教的，不是真心的人是不传的，这才叫得道。

經絡

決死生處
百病調虛
實不可不通
張其成書

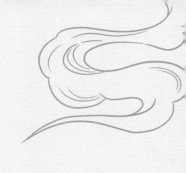

素问·灵兰秘典论篇第八

本篇名句

心者，君主之官也，神明出焉。肺者，相傅之官，治节出焉。肝者，将军之官，谋虑出焉。胆者，中正之官，决断出焉。膻中者，臣使之官，喜乐出焉。脾胃者，仓廪之官，五味出焉。大肠者，传道之官，变化出焉。小肠者，受盛之官，化物出焉。肾者，作强之官，伎巧出焉。三焦者，决渎之官，水道出焉。膀胱者，州都之官，津液藏焉，气化则能出矣。凡此十二官者，不得相失也。

原　文

　　黄帝问曰：愿闻十二脏之相使，贵贱何如？岐伯对曰：悉乎哉问也，请遂言之。心者，君主之官也，神明出焉。肺者，相傅之官，治节出焉。肝者，将军之官，谋虑出焉。胆者，中正之官，决断出焉。膻中者，臣使之官，喜乐出焉。脾胃者，仓廪之官，五味出焉。大肠者，传道（dǎo）之官，变化出焉。小肠者，受盛之官，化物出焉。肾者，作强之官，伎巧出焉。三焦者，决渎之官，水道出焉。膀胱者，州都之官，津液藏焉，气化则能出矣。凡此十二官者，不得相失也。故主明则下安，以此养生则寿，殁世不殆，以为天下则大昌。主不明则十二官危，使道闭塞而不通，形乃大伤，以此养生则殃，以为天下者，其宗大危，戒之戒之！

　　至道在微，变化无穷，孰知其原！窘乎哉，消者瞿（jù）瞿，孰知其要！闵闵之当，孰者为良！恍惚之数，生于毫氂（máo），毫氂之数，起于度量，千之万之，可以益大，推之大之，其形乃制。黄帝曰：善哉，余闻精光之道，大圣之业，而宣明大道，非斋戒择吉日，不敢受也。黄帝乃择吉日良兆，而藏灵兰之室，以传保焉。

语　译

　　黄帝问：我希望听你讲解一下人体六脏六腑这十二个脏器的相互作用、高低贵贱是什么样的。岐伯回答说：你问得很详细啊，那么让我来讲解一下这个问题。心，是一身的君主，它主宰全身脏腑百骸，人的精神、意识、思维活动都是由心生出的。肺，是身体中的宰相，它的位置高，靠近君主心，犹如宰相辅佐君王，主宰一身之气，调节人体内外、上下的生理活动。肝，是将军之官，像将军一样英勇威武，人的谋略由肝生出。胆，是中正之官，刚正果断，人的决断由此而出。膻中，被称为臣使之官，心志的喜乐等情绪由它传达显现。脾和胃，被称为仓廪之官，如同仓库，负责饮食的受纳和输布运化，饮食五味所蕴含的营养的消化、吸收和运输由它负责。大肠，是传道之官，负责运输饮食消化后的糟粕，将它们化为粪便后排泄到体外。小肠，被称为受盛之官，负责接受胃中已消化的食物，将它们进一步分清化浊。肾，被称为作强之官，负责贮藏精气，精气旺盛，人就能够使用各种技巧。三焦，被称为决渎之官，负责疏通人体内的水道。膀胱，被称为州都之官，水液汇聚于此，通过气化作用将尿液排出体外。这十二个器官分工不同，但应该保持相互协调而不脱节。所以君主如果贤明，下属就会彼此安定协调。用这个道理来养生，就能够长寿，终生都不会发生严重的疾病；用这个道理来治理天下，国家就会非常繁荣昌盛。如果君主不贤明，那么人体十二个器官都会有危险，它们发挥作用的渠道就会闭塞不通，人体就会遭受严重的伤害。用这种方法来养生，只会引起灾祸，使寿命缩短。同样的道理，如果让昏聩不明的君主来治理天下，那么国家就危险了，千万要警戒啊！

最深奥的道理是微妙难测的，它的变化也无穷无尽，谁能知道它的本源呢？实在是非常困难啊。有学问的人勤恳谨慎地探究，谁能掌握它的精要呢？道理深远而合宜，谁能知道哪些是精华？那些似有若无的数目，是用微小的毫厘之数来度量的，而毫厘又产生于更微小的度量。如果让这些数目成千上万倍地增长，推衍增大以后，就形成了世间万物。黄帝说：太好了！我听到了如此精要明白的道理，这真是圣人才能建立的事业。如此宣畅明了的宏大理论，如果不诚心诚意地沐浴斋戒并选择良辰吉日，我是不敢接受的。于是黄帝就选择良辰吉日，把这些理论著作珍藏于灵台兰室，以便使其很好地保存，并流传后世。

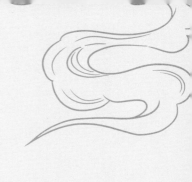

素问·六节藏象论篇第九

本篇名句

心者，生之本，神之变也，其华在面，其充在血脉，为阳中之太阳，通于夏气。

肺者，气之本，魄之处也，其华在毛，其充在皮，为阳中之太阴，通于秋气。

肾者，主蛰，封藏之本，精之处也，其华在发，其充在骨，为阴中之少阴，通于冬气。

肝者，罢极之本，魂之居也，其华在爪，其充在筋，以生血气，其味酸，其色苍，此为阳中之少阳，通于春气。

脾胃大肠小肠三焦膀胱者，仓廪之本，营之居也，名曰器，能化糟粕，转味而入出者也，其华在唇四白，其充在肌，其味甘，其色黄，此至阴之类，通于土气。凡十一脏，取决于胆也。

原　文

　　黄帝问曰：余闻天以六六之节，以成一岁，人以九九制会，计人亦有三百六十五节，以为天地，久矣。不知其所谓也？岐伯对曰：昭乎哉问也，请遂言之。夫六六之节，九九制会者，所以正天之度，气之数也。天度者，所以制日月之行也；气数者，所以纪化生之用也。天为阳，地为阴；日为阳，月为阴；行有分纪，周有道理。日行一度，月行十三度而有奇焉，故大小月三百六十五日而成岁，积气余而盈闰矣。立端于始，表正于中，推余于终，而天度毕矣。

　　帝曰：余已闻天度矣，愿闻气数何以合之？岐伯曰：天以六六为节，地以九九制会，天有十日，日六竟而周甲，甲六复而终岁，三百六十日法也。夫自古通天者，生之本，本于阴阳，其气九州九窍，皆通乎天气。故其生五，其气三，三而成天，三而成地，三而成人，三而三之，合则为九，九分为九野，九野为九脏，故形脏四，神脏五，合为九脏以应之也。

　　帝曰：余已闻六六九九之会也，夫子言积气盈闰，愿闻何谓气？请夫子发蒙解惑焉。岐伯曰：此上帝所秘，先师传之也。
　　帝曰：请遂闻之。岐伯曰：五日谓之候，三候谓之气，六气谓之时，四时谓之岁，而各从其主治焉。五运相袭，而皆治之，终朞之日，周而复始，时立气布，如环无端，候亦同法。故曰：不知年之所加，气之盛衰，虚实之所起，不可以为工矣。

帝曰：五运之始，如环无端，其太过不及何如？岐伯曰：五气更立，各有所胜，盛虚之变，此其常也。帝曰：平气何如？岐伯曰：无过者也。帝曰：太过不及奈何？岐伯曰：在经有也。帝曰：何谓所胜？岐伯曰：春胜长夏，长夏胜冬，冬胜夏，夏胜秋，秋胜春，所谓得五行时之胜，各以气命其脏。

帝曰：何以知其胜？岐伯曰：求其至也，皆归始春，未至而至，此谓太过，则薄所不胜，而乘所胜也，命曰气淫。至而不至，此谓不及，则所胜妄行，而所生受病，所不胜薄之也，命曰气迫。所谓求其至者，气至之时也。谨候其时，气可与期，失时反候，五治不分，邪僻内生，工不能禁也。帝曰：有不袭乎？岐伯曰：苍天之气，不得无常也。气之不袭，是谓非常，非常则变矣。帝曰：非常而变奈何？岐伯曰：变至则病，所胜则微，所不胜则甚，因而重感于邪，则死矣。故非其时则微，当其时则甚也。

帝曰：善。余闻气合而有形，因变以正名，天地之运，阴阳之化，其于万物，孰少孰多，可得闻乎？岐伯曰：悉哉问也，天至广不可度，地至大不可量，大神灵问，请陈其方。草生五色，五色之变，不可胜视，草生五味，五味之美，不可胜极，嗜欲不同，各有所通。天食人以五气，地食人以五味。五气入鼻，藏于心肺，上使五色修明，音声能彰。五味入口，藏于肠胃，味有所藏，以养五气，气和而生，津液相成，神乃自生。

帝曰：藏象何如？岐伯曰：心者，生之本，神之变也，其华在面，其充在血脉，为阳中之太阳，通于夏气。肺者，气之本，魄之处也，其华在毛，其充在皮，为阳中之太阴，通于秋气。肾者，主蛰，封藏之本，精之处也，其华在发，其充在骨，为阴中之少阴，通于冬气。肝者，罢极之本，魂之居也，其华在爪，其充在筋，以生血气，其味酸，其色苍，此为阳中之少阳，通于春气。脾胃大肠小肠三焦膀胱者，仓廪之本，营之居也，名曰器，能化糟粕，转味而入出者也，其华在唇四白，其充在肌，其味甘，其色黄，此至阴之类，通于土气。凡十一脏，取决于胆也。

故人迎一盛病在少阳，二盛病在太阳，三盛病在阳明，四盛已上为格阳。寸口一盛病在厥阴，二盛病在少阴，三盛病在太阴，四盛已上为关阴。人迎与寸口俱盛四倍已上为关格，关格之脉赢，不能极于天地之精气，则死矣。

语 译

黄帝问道：我听说天以干支相循，满六十日为一甲子，六个甲子构成一年，人有九窍九脏腑为"九九制会"，一年有三百六十五日，计算人体也有三百六十五个穴位。人体与天地相应的说法由来已久，但我不明白为什么这样。岐伯回答说：你的提问很高明啊，请让我讲一讲这个问题。所谓六六之节和九九制会，是用来校正天体运行的度量和气候变化的规律的。天度，是用来确定日月运行的度量的。气数，是用来记载万物化生的循环周期的。天在上为阳，地在下为阴；日行于昼分为阳，月行于夜分为阴。天地日月的运行有各自的分区和纪律，它们运行的周期也有各自的轨道。太阳一昼夜运行一度，月亮一昼夜运行十三度还要多一些，所以大的月份和小的月份加起来一共三百六十五天，形成一年。一年当中，大小月之外多余的天数累积下来，盈余的部分就产生了闰月。确立一年的开端是冬至日，并以此为岁始，根据圭表测量日影长度的变化来校正中气，调节时令节气，推算出到岁终盈余的天数累积成闰月，这样天度的变化就计量完毕了。

黄帝问：我已经知道了天度的计量，还想知道气数与天度是怎样相互配合的。岐伯回答：天以六六之数为节度，地以九九之数配合天道运行，十天干代表十日，十天干循环六次构成一周甲，周甲重复六次形成一年，这是计量一年三百六十天的法则。从古到今懂得天道的人，都知道这是生命存在的根本，而生命存在的根本就是天地阴阳的变化，无论是地划分出的九州，还是人体的九窍，都与天气相通。天地阴阳之气相通衍生出五行，同时根据阴阳之气的消长变化分为三阴三阳。三气和合形成天，三气和合形成地，三气和合形成人，天、地、人三才各分三气，三乘以三和合而构成九气，九气在地域上划分为九州，在人体上划分为九脏，也就是盛贮有形物质的四个形脏和藏精神的五个神脏，合成九脏，与天气相应。

黄帝说：我已经知道了六六和九九相互配合的道理，先生之前提到过累积下来的气，盈余部分构成闰月，我希望听你讲解一下什么叫作气。请先生启发我的蒙昧，解除我的疑惑吧。岐伯回答：这是上帝视为秘密的学问，是先师传授给我的。黄帝说：请将这些内容讲给我听听。岐伯回答：五日称为一候，三候共十五日称为一气，六气九十日称为一时，四时三百六十日称为一岁，并且四时各自顺从五行中的一行，主宰统治当时的气候变化。五行之气按照木火土金水的次序相递承袭，这样五运更替，各行都有主宰统治的时候，到终结时，按照这样的循环周期再重新开始，先确立一年中的四时，再根据四时分布相应的节气，像圆环一样没有尽端，并且按照同样的方法再在节气中分候。所以说，不知道当年所加临的主客气是什么，不知道主客气盛衰变化的情况和人体虚实的起因，就不能成为一个好医生。

黄帝问：五行循环，周而复始，如环无端，那么五行之气的太过与不及分别是怎么样的呢？岐伯回答：五行之气更替确立，各自有其所胜，因此会出现盛衰虚实的变化，这是它们的常态。黄帝问：平气是怎么样的呢？岐伯答：就是没有太过和不及的情况。黄帝问：太过和不及是什么样的呢？岐伯答：这些内容在经书中都有记载。黄帝问：什么叫作所胜呢？岐伯答：春胜长夏即木克土，长夏胜冬即土克水，冬胜夏即水克火，夏胜秋即火克金，秋胜春即金克木，这就是时令的五行相胜情况，四时各自以相应的五行之气来确定相对应五脏的五行属性。

黄帝问：怎么知道它们之间的相胜情况？岐伯回答：先推求出气候到来的时间，一般是以立春为开端进行推算，如果时令未到而相应的脏气提前到来，这叫作太过，这样就会侵侮自己所不胜之气，并且加倍克制自己所胜之气，这种情况被命名为气淫。如果时令已到而相应的脏气还未到，这叫作不及，这样就无法制约所胜之气，使之妄行，而且无法滋养所生之气，使之受到损害，并且其所不胜之气，也会乘虚侵犯，这种情况被命名为气迫。所以说，推求正常时令到来的时间，是为了衡量对应的脏气实际到达的早晚。要谨慎观察时令气候的变化，预测相应脏气到来的时间。假如实际到来的脏气与时令不相合，不能分辨出五行主气，内里邪僻之气已经生成，医生也就无法控制病情。黄帝问：五行之气有不按次序更替的情况吗？岐伯回答：自然界的气候，不能没有常规。五行之气不按次序更替，这种现象叫作反常，反常就会变为灾祸。黄帝问：气候反常会生成怎样的灾祸呢？岐伯回答：气候反常就会导致疾病的发生。如果反常气候是时令气候所胜之气，那么病情就轻微；如果反常气候是时令气候所不胜之气，那么病情就严重。而若再感受其他邪气，病人就会死亡。所以，反常气候出现在其不能克制的时令，病情就轻微；若恰巧出现在其所克制的时令，病情就严重。

黄帝说：说得好。我听说天地之气相交和合而生成有形之万物，又因为所生成的万物变化多端、形态各异，所以依据各自的差异与特点确定它们的名称。天地间五运之气和阴阳的变化，在万物生成的过程中，哪个作用大，哪个作用小呢？可以听你讲解一下吗？岐伯回答：你问得很详细啊！天极其广阔，无法测度；地极其博大，无法计量。不过，既然你提出了这么神妙的疑问，就请让我陈述其中的道理。自然界的草木生有五种颜色，但五种颜色的变化，是不可能看尽的；草木生有五种味道，但五种味道的醇美，是不可能尝完的。人们的嗜好、欲望不同，各种颜色、味道分别与人体内的五脏相通。天有五气供人们生存，地有五味供人们食用。五气由鼻吸入人体，贮藏在心肺中，上升使面色明润，声音洪亮。五味从口中进入人体，贮藏于肠胃中，经过消化吸收，滋养五脏之气，五脏之气调和就具有生化能力，津液随之生成，精神也就自然产生了。

黄帝问：人体内脏与其外在表现的关系是什么样的呢？岐伯回答：心，是生命的根本、神明的居所，它的荣华表现在人体的面部，充养的部位在血脉，位于人体上部胸腔中，属阳，其性质火热，是阳中的太阳，与四时中阳气最旺盛的夏气相通。肺，是气的根本，魄的居所，它的荣华表现在皮肤的毫毛上，充养的部位是皮肤，位于人体上部胸腔中，属阳，其性质清肃收敛，是阳中的太阴，与四时中阳气开始下降的秋气相通。肾，是真气蛰伏的地方，是封藏的根本，人体之精的居所，它的荣华表现在头发上，充养的部位在骨骼，位于人体下部腹腔中，属阴，其性质闭藏，是阴中的少阴，与四时中阴气最旺盛、阳气闭藏的冬气相通。肝，是耐受疲劳的根本，魄的居所，它的荣华表现在爪甲上，充养的部位在筋膜，可以生化气血，它的味道是酸，颜色是苍青色，位于人体下部腹腔中，属阳（阴），其性质生发，是阳中的少阳，与四时中阳气初升的春气相通。脾、胃、大肠、小肠、三焦、膀胱，是粮仓的根本，营气的居所，它们具有盛贮食物器皿的功能，被叫作器，它们能够消化、吸收水谷和精微物质，传化糟粕，调控饮食水谷五味的转化、吸收和排泄，它们的荣华表现在口唇四旁的白肉上，其充养的部位在肌肉，它们的味道是甘，颜色是黄色，此六者在人体内，以从阳的部位到达阴的部位为主，因此称为至阴之类，与四时中湿气最盛的长夏土气相通。以上总共十一个脏器，其功能的发挥，都取决于胆。

所以人迎脉大于寸口脉一倍，那么病在少阳；大于两倍，病在太阳；大于三倍，病在阳明；大于寸口脉四倍以上，就是阳盛达到极点，不能与阴气相交通，叫作格阳。寸口脉大于人迎脉一倍，那么病在厥阴；大于两倍，病在少阴；大于三倍，病在太阴；大于人迎脉四倍以上，就是阴盛达到极点，不能与阳气相交通，叫作关阴。如果人迎脉与寸口脉都大于正常四倍以上，那么阴阳气皆盛到极点，彼此不能相交通，这就叫作关格。关格的脉象亢盛，阴阳盛极而无法相交通，不能够再获取天之清气和地之水谷气，就必死无疑。

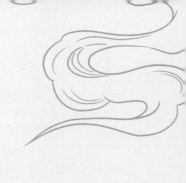

素问·五脏生成篇第十

是故多食咸，则脉凝泣而变色；多食苦，则皮槁而毛拔；多食辛，则筋急而爪枯；多食酸，则肉胝䐢而唇揭；多食甘，则骨痛而发落，此五味之所伤也。故心欲苦，肺欲辛，肝欲酸，脾欲甘，肾欲咸，此五味之所合也。

诸脉者皆属于目，诸髓者皆属于脑，诸筋者皆属于节，诸血者皆属于心，诸气者皆属于肺，此四支八谿之朝夕也。

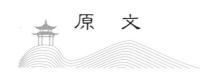

原　文

　　心之合脉也，其荣色也，其主肾也。肺之合皮也，其荣毛也，其主心也。肝之合筋也，其荣爪也，其主肺也。脾之合肉也，其荣唇也，其主肝也。肾之合骨也，其荣发也，其主脾也。

　　是故多食咸，则脉凝泣而变色；多食苦，则皮槁而毛拔；多食辛，则筋急而爪枯；多食酸，则肉胝䐢（zhī zhòu）而唇揭；多食甘，则骨痛而发落，此五味之所伤也。故心欲苦，肺欲辛，肝欲酸，脾欲甘，肾欲咸，此五味之所合也。

　　五脏之气，故色见青如草兹者死，黄如枳实者死，黑如炲（tái）者死，赤如衃（pēi）血者死，白如枯骨者死，此五色之见死也。青如翠羽者生，赤如鸡冠者生，黄如蟹腹者生，白如豕（shǐ）膏者生，黑如乌羽者生，此五色之见生也。生于心，如以缟裹朱；生于肺，如以缟裹红；生于肝，如以缟裹绀（gàn）；生于脾，如以缟裹栝楼实；生于肾，如以缟裹紫，此五脏所生之外荣也。

　　色味当五脏：白当肺，辛；赤当心，苦；青当肝，酸；黄当脾，甘；黑当肾，咸。故白当皮，赤当脉，青当筋，黄当肉，黑当骨。

诸脉者皆属于目，诸髓者皆属于脑，诸筋者皆属于节，诸血者皆属于心，诸气者皆属于肺，此四支八谿之朝夕也。故人卧血归于肝，肝受血而能视，足受血而能步，掌受血而能握，指受血而能摄。卧出而风吹之，血凝于肤者为痹，凝于脉者为泣，凝于足者为厥，此三者，血行而不得反其空，故为痹厥也。人有大谷十二分，小谿三百五十四名，少十二俞，此皆卫气之所留止，邪气之所客也，针石缘而去之。

诊病之始，五决为纪，欲知其始，先建其母。所谓五决者，五脉也。是以头痛巅疾，下虚上实，过在足少阴、巨阳，甚则入肾。徇蒙招尤，目冥耳聋，下实上虚，过在足少阳、厥阴，甚则入肝。腹满胀，支鬲胠（qū）胁，下厥上冒，过在足太阴、阳明。咳嗽上气，厥在胸中，过在手阳明、太阴。心烦头痛，病在鬲（gé）中，过在手巨阳、少阴。

夫脉之小大滑涩浮沉，可以指别；五脏之象，可以类推；五脏相音，可以意识；五色微诊，可以目察。能合脉色，可以万全。赤脉之至也，喘而坚，诊曰有积气在中，时害于食，名曰心痹，得之外疾，思虑而心虚，故邪从之。白脉之至也，喘而浮，上虚下实，惊，有积气在胸中，喘而虚，名曰肺痹，寒热，得之醉而使内也。青脉之至也，长而左右弹，有积气在心下支肤，名曰肝痹，得之寒湿，与疝同法，腰痛足清头痛。黄脉之至也，大而虚，有积气在腹中，有厥气，名曰厥疝，女子同法，得之疾使四支汗出当风。黑脉之至也，上坚而大，有积气在小腹与阴，名曰肾痹，得之沐浴清水而卧。

凡相五色之奇脉，面黄目青，面黄目赤，面黄目白，面黄目黑者，皆不死也。面青目赤，面赤目白，面青目黑，面黑目白，面赤目青，皆死也。

语　译

与心相配合的是脉，心的荣华体现在面部的色泽上，制约心的是肾。与肺相配合的是皮，肺的荣华体现在毛发上，制约肺的是心。与肝相配合的是筋，肝的荣华体现在爪甲上，制约肝的是肺。与脾相配合的是肉，脾的荣华体现在嘴唇上，制约脾的是肝。与肾相配合的是骨，肾的荣华体现在头发上，制约肾的是脾。

五脏与五华、五体、五主、五味的关系

配属 五行	木	火	土	金	水
五脏	肝	心	脾	肺	肾
五华	爪	面	唇	毛	发
五体	筋	脉	肉	皮	骨
五主	肺	肾	肝	心	脾
五味	酸	苦	甘	辛	咸

所以，过多食用咸味的食物，会使血脉凝滞且颜面色泽出现变化。过多食用苦味的食物，会使皮肤枯槁且毫毛脱落。过多食用辛味的食物，会使筋拘挛且爪甲干枯。过多食用酸味的食物，会使肌肉厚粗皱缩而口唇揭掀。过多食用甘味的食物，会使骨骼疼痛而头发脱落。这都是偏食五味才造成的损害。所以心喜好苦味，肺喜好辛味，肝喜好酸味，脾喜好甘味，肾喜好咸味，这是五味与五脏之气相配合的对应关系。

所以面部色泽出现像死草般的青色，是死征；出现像枳实般的黄色，是死征；出现像烟灰般的黑色，是死征；出现凝血一样的红色，是死征；出现像枯骨一样的白色，是死征。这是从五色的表现来分析死征的情况。面色青得像翠鸟的羽毛，是生色；红得像鸡冠一样，是生色；黄得像蟹腹一样，是生色；白得如同猪脂，是生色；黑得像乌鸦的羽毛，是生色。这是以五色的表现来判断生气的情况。心有生气，面色就像白绢包裹朱砂一样；肺有生气，面色就像白绢包裹红色的东西一样；肝有生气，面色就像白绢裹着绀色的东西一样；脾有生气，面色就像白绢裹着栝楼的果实一样；肾有生气，面色就像白绢裹着紫色的丝绸一样。这都是五脏的生气显露于外部的表现。

五色和五味与五脏是相应的：白色合于肺，辛味；赤色合于心，苦味；青色合于肝，酸味；黄色合于脾，甘味；黑色合于肾，咸味。所以白色还合于皮，赤色合于脉，青色合于筋，黄色合于肉，黑色合于骨。

五行模型

五脏	五色	五味	所主
肝	青	酸	筋
心	赤	苦	脉
脾	黄	甘	肌肉
肺	白	辛	皮
肾	黑	咸	骨

　　所有的经脉都上注于目，所有的精髓都上注于脑，所有的筋都注于骨节，所有的血脉都汇注于心，所有的气都注于肺。这些气血筋脉如同潮汐一样向身体的四肢八豁部位灌注。故而当人卧倒时，血会归藏于肝，肝目受到血的濡养，就能看见外物；足得到血的濡养，就能行走；手掌得到血的濡养，就能握住物品；手指得到血的濡养，就能摄取东西。如果刚睡醒就外出受风，那么血液的循环就会在肌肤凝滞而发生痹证；凝结于经脉的，就会发生气血运行的涩滞；凝结于足部的，就会发生足部厥冷。这三种情形，都是由于气血不能顺利地流回组织的孔窍，所以发生了痹厥等疾病。人体有大谷十二处，小豁三百五十四处，这是排除了十二脏腑的腧穴数目。这些不仅是卫气留止的地方，也是邪气客居的地方。在治疗疾病的时候，可以循着这些特定部位施用针石，以祛除邪气。

　　开始诊察疾病的时候，需要以五决为纲纪。想要了解疾病的开始，需要先确定病变的原因。所说的五决，就是五脏之脉。所以头痛等巅顶部位的疾患，属于下虚上实，病变部位在足少阴经和足太阳经，病情严重的，就会内传入肾。眼花头晕，摇动不定，目暗耳聋，属于下实上虚，病变部位在足少阳经和足厥阴经，病情严重的，就会内传入肝。腹满膜胀，胸膈肋间犹如被挂撑一般，属于下部邪气上犯，病变部位在足太阴经和足阳明经。咳嗽气喘，胸中气机逆乱，病变部位在手阳明经和手太阴经。心烦头痛，胸膈不适，病变部位在手太阳经和手少阴经。

　　脉象的小、大、滑、浮、沉等的情况，可以通过医生的手指来鉴别；五脏功能表现在外的征象，可以通过相类的事物来推求；五脏各自的声音征象，可以凭借意来识别；五色的微小变化，可以通过眼睛来观察。在诊病的时候，能够参合色、脉两者来分析，就可以万无一失了。外部表现为赤色，脉的搏动急躁而坚实的，在诊断上来说，是邪气积聚于腹中，其经常表现为妨害饮食。这种疾病叫作心痹，起因是外邪的侵袭，由于思虑过度以致心气虚弱，邪气才能乘虚而入。外部表现为白色，脉的搏动急躁而浮大，这是上虚下实，病人常常出现惊骇的症状，这是因为病气积聚于胸中，逼迫肺气上逆作喘，但它本身是虚弱的。这种病的名称叫肺痹，起因是寒热，常常因醉酒后行房而诱发。外部表现为青色，脉的搏动长且左右搏击手指，这是病邪积聚在心下，支撑肋胁，这种病的名字叫肝痹，起因多在于感受了寒湿，与疝的病理病机相同，它的症状有腰痛、足冷、头痛等。外部表现为黄色，而脉的搏动虚且大，这是病邪气积聚在腹中，自觉有逆气产生。这种病叫作厥疝，女子也有这种情况，它的起因多是四肢过度活动，汗出当风。外部表现为黑色，脉的搏动在尺部坚实且大，这是病气积聚在小腹和前阴。这种病叫作肾痹，它的起因多在于冷水沐浴后就睡卧。

观察五色，大凡面色黄目色青、面色黄目色红、面色黄目色白、面色黄目色黑的，都是不死的征候。如见面色青目色红、面色红目色白、面色青目色黑、面色黑目色白、面色红目色青的，都是死亡的征象。

百病皆生於氣

怒則氣上，喜則氣緩，悲則氣消，恐則氣下，思則氣結

張惠民於小書居 辛丑秋

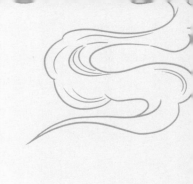

素问·五脏别论篇第十一

脑、髓、骨、脉、胆、女子胞，此六者，地气之所生也，皆藏于阴而象于地，故藏而不泻，名曰奇恒之腑。夫胃、大肠、小肠、三焦、膀胱，此五者，天气之所生也，其气象天，故泻而不藏，此受五脏浊气，名曰传化之腑。

所谓五脏者，藏精气而不泻也，故满而不能实。

六腑者，传化物而不藏，故实而不能满也。

胃者，水谷之海，六腑之大源也。

原　文

黄帝问曰：余闻方士，或以脑髓为脏，或以肠胃为脏，或以为腑。皆自谓是。不知其道，愿闻其说。岐伯对曰：脑、髓、骨、脉、胆、女子胞，此六者，地气之所生也，皆藏于阴而象于地，故藏而不泻，名曰奇恒之腑。夫胃、大肠、小肠、三焦、膀胱，此五者，天气之所生也，其气象天，故泻而不藏，此受五脏浊气，名曰传化之腑。此不能久留，输泻者也。魄门亦为五脏使，水谷不得久脏。所谓五脏者，藏精气而不泻也，故满而不能实。六腑者，传化物而不藏，故实而不能满也。所以然者，水谷入口，则胃实而肠虚；食下，则肠实而胃虚，故曰实而不满，满而不实也。

帝曰：气口何以独为五脏主？岐伯曰：胃者，水谷之海，六腑之大源也。五味入口，藏于胃，以养五脏气；气口亦太阴也，是以五脏六腑之气味，皆出于胃，变见（xiàn）于气口。故五气入鼻，藏于心肺；心肺有病，而鼻为之不利也。凡治病必察其下，适其脉，观其志意，与其病也。拘于鬼神者，不可与言至德；恶于针石者，不可与言至巧；病不许治者，病必不治，治之无功矣。

语　译

黄帝问道：我听说方士之中，有的人把脑髓称为脏，有的人把肠、胃称为脏，有的人把这些都称为腑，有人向他们提出相反的意见，但他们都坚持自己是正确的。我不知谁是对的，你能否谈一下这个问题？岐伯回答说：脑、髓、骨、脉、胆、女子胞，这六种都是禀受地气而生的，都能够贮藏阴精，就如同大地厚载万物一般，所以它们的特质是藏精气而不外泻，它们被称为"奇恒之腑"。胃、大肠、小肠、三焦、膀胱，这五种都是禀受天气而生的，它们的功用像天一样，健运不息，所以是泻而不藏的。它们都受纳五脏的浊气，所以被称为"传化之腑"。这是因为浊气不能久停于内，需要及时输送和排泄。另外，肛门也能为五脏输泄浊气，如此一来，水谷的糟粕就不会长时间积藏于体内了。我们所说的五脏，它们的功能是贮藏精气而不外泻的，所以它们虽是经常地保持充满，却不是一味地被充实。而六腑，它们的功能是将水谷进行传输和运化，而不是加以贮藏，所以它们时而被充实，却不能一味地保持充满。之所以出现这种情况，是因为水谷入口以后，胃被充实了，肠中却是空虚的，食物再往下走，肠被充实了，而胃中就空了。所以说六腑是暂时的充实，不是持续的盛满，而五脏是持续充满而不是一时地被充实。

黄帝问道：为什么凭借诊察气口脉就可以知道五脏的病变呢？岐伯回答说：胃是水谷之海、六腑的源泉。五味的饮食入口，藏留在胃中，经脾运化转输，才能荣养五脏之气。气口是手太阴肺经经过的地方，也属于手太阴肺经，是主朝百脉的，所以五脏六腑之气都源自胃，其变化反映在气口之脉上。五种气味进入鼻后，藏留于心肺，所以心肺一旦出现病变，则鼻的功能因之不爽利。凡是治疗疾病的时候，都必须观察病人的上下变化，审辨他的脉候虚实，观察他的情志状态，以及疾病的情况。对于那些拘守鬼神、迷信的人，是不能够跟他们谈论至深的医学理论的；对于那些厌恶针石治疗的人，也不能和他们讲针石技巧。有病却不许治疗的人，他的病一定是治不好的，就算勉强治疗也难以达到预期的效果。

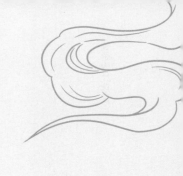

素问·脏气法时论篇第二十二

岐伯曰：肝主春，足厥阴、少阳主治，其日甲乙；肝苦急，急食甘以缓之。

心主夏，手少阴、太阳主治，其日丙丁；心苦缓，急食酸以收之。

脾主长夏，足太阴、阳明主治，其日戊己；脾苦湿，急食苦以燥之。

肺主秋，手太阴、阳明主治，其日庚辛；肺苦气上逆，急食苦以泄之。

肾主冬，足少阴、太阳主治，其日壬癸；肾苦燥，急食辛以润之。开腠理，致津液，通气也。

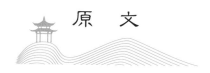

原 文

黄帝问曰：合人形以法四时五行而治，何如而从？何如而逆？得失之意，愿闻其事。

岐伯对曰：五行者，金、木、水、火、土也，更贵更贱，以知死生，以决成败，而定五脏之气、间甚之时、死生之期也。

帝曰：愿卒闻之。

岐伯曰：肝主春，足厥阴、少阳主治，其日甲乙；肝苦急，急食甘以缓之。

心主夏，手少阴、太阳主治，其日丙丁；心苦缓，急食酸以收之。

脾主长夏，足太阴、阳明主治，其日戊己；脾苦湿，急食苦以燥之。

肺主秋，手太阴、阳明主治，其日庚辛；肺苦气上逆，急食苦以泄之。

肾主冬，足少阴、太阳主治，其日壬癸；肾苦燥，急食辛以润之。开腠理，致津液，通气也。

病在肝，愈于夏；夏不愈，甚于秋；秋不死，持于冬，起于春，禁当风。肝病者，愈在丙丁；丙丁不愈，加于庚辛；庚辛不死，持于壬癸，起于甲乙。肝病者，平旦慧，下晡（bū）甚，夜半静。肝欲散，急食辛以散之，用辛补之，酸泻之。

病在心，愈在长夏；长夏不愈，甚于冬；冬不死，持于春，起于夏，禁温食热衣。心病者，愈在戊己，戊己不愈，加于壬癸；壬癸不死，持于甲乙，起于丙丁。心病者，日中慧，夜半甚，平旦静。心欲耎（ruǎn），急食咸以耎之，用咸补之，甘泻之。

病在脾，愈在秋；秋不愈，甚于春；春不死，持于夏，起于长夏，禁温食饱食、湿地濡衣。脾病者，愈在庚辛；庚辛不愈，加于甲乙；甲乙不死，持于丙丁，起于戊己。脾病者，日昳（dié）慧，日出甚，下晡静。脾欲缓，急食甘以缓之，用苦泻之，甘补之。

病在肺，愈在冬；冬不愈，甚于夏；夏不死，持于长夏，起于秋，禁寒饮食寒衣。肺病者，愈在壬癸；壬癸不愈，加于丙丁；丙丁不死，持于戊己，起于庚辛。肺病者，下晡慧，日中甚，夜半静。肺欲收，急食酸以收之，用酸补之，辛泻之。

病在肾，愈在春；春不愈，甚于长夏；长夏不死，持于秋，起于冬，禁犯焠烧（cuì āi）！热食温炙衣。肾病者，愈在甲乙；甲乙不愈，甚于戊己；戊己不死，持于庚辛，起于壬癸。肾病者，夜半慧，四季甚，下晡静。肾欲坚，急食苦以坚之，用苦补之，咸泻之。

夫邪气之客于身也，以胜相加，至其所生而愈，至其所不胜而甚，至于所生而持，自得其位而起。必先定五脏之脉，乃可言间甚之时、死生之期也。

肝病者，两胁下痛引少腹，令人善怒；虚则目䀮（huāng）䀮无所见，耳无所闻，善恐，如人将捕之。取其经，厥阴与少阳。气逆则头痛，耳聋不聪，颊肿，取血者。

心病者，胸中痛，胁支满，胁下痛，膺背肩甲间痛，两臂内痛；虚则胸腹大，胁下与腰相引而痛，取其经，少阴、太阳、舌下血者。其变病，刺郄中血者。

脾病者，身重，善肌，肉痿，足不收行，善瘛（chì），脚下痛；虚则腹满肠鸣，飧泄食不化。取其经，太阴、阳明、少阴血者。

肺病者，喘咳逆气，肩背痛，汗出，尻（kāo）阴股膝、髀腨胻（shuàn héng）足皆痛；虚则少气不能报息，耳聋嗌干。取其经，太阴、足太阳之外厥阴内血者。

肾病者，腹大胫肿，喘咳身重，寝汗出，憎风；虚则胸中痛，大腹、小腹痛，清（qīng）厥，意不乐。取其经，少阴、太阳血者。

肝色青，宜食甘，粳米、牛肉、枣、葵皆甘。心色赤，宜食酸，小豆、犬肉、李、韭皆酸。肺色白，宜食苦，麦、羊肉、杏、薤皆苦。脾色黄，宜食咸，大豆、豕肉、栗、藿皆咸。肾色黑，宜食辛，黄黍、鸡肉、桃、葱皆辛。辛散、酸收、甘缓、苦坚、咸㬉。

毒药攻邪，五谷为养，五果为助，五畜为益，五菜为充，气味合而服之，以补精益气。此五者，有辛、酸、甘、苦、咸，各有所利，或散或收，或缓或急，或坚或耍，四时五脏，病随五味所宜也。

语 译

黄帝问道：结合人形体的情况，效法四时五行的变化规律来治疗疾病，什么样是从，什么样是逆呢？我希望了解一下治法的得和失是怎么回事。

岐伯回答说：五行就是金、木、水、火、土，它有生克衰旺的更迭变化，依据这些变化，可以推测人的死生，决定治疗的成败，进而确定五脏之气的盛衰、疾病轻重的时间，以及病人死生的日期。

黄帝说：我希望能听你详尽地讲一讲。

岐伯说：肝主旺于春。春天以足厥阴肝经和足少阳胆经为主治，它的旺日是甲乙。肝之性容易为拘急所苦，宜马上食用甘味来缓和它。

心主旺于夏。夏天以手少阴心经和手太阳小肠经为主治，它的旺日是丙丁。心容易为缓散所苦，宜立即食用酸味来收敛它。

脾主旺于长夏。长夏以足太阴脾经和足阳明胃经为主治，它的旺日是戊己。脾容易为湿所苦，宜立即食用苦味来燥它。

肺主旺于秋。秋天以手太阴肺经和手阳明大肠经为主治，它的旺日是庚辛。肺容易为气息上逆所苦，宜立即食用苦味来宣泄它。

肾主旺于冬。冬天以足少阴肾经与足太阴膀胱经为主治，它的旺日为壬癸。肾容易为燥所苦，宜立即食用辛味来润养它。这样就可以开发腠理，运行津液，通畅气道。

宇宙万物归类表

事物 五行	木	火	土	金	水
天干	甲乙	丙丁	戊己	庚辛	壬癸
地支	寅卯	巳午	辰丑戌未	申酉	子亥
五季	春	夏	长夏	秋	冬
五时	平旦	日中	日西	合夜	夜半
五脏	肝	心	脾	肺	肾

　　肝脏有疾病，到了夏天可以痊愈；如果夏天好不了，到了秋天病情就会加重；如果秋天不恶化，到了冬天病情就会维持，来年春天病情就会有起色。须注意，不能遭受风邪。患有肝病的人，在丙丁日就会出现好转；如果丙丁日不能痊愈，到了庚辛日病情就会加重；如果庚辛日没有恶化，到了壬癸日病情就会维持，到了甲乙日病情就会有好转。患有肝病的人，在早上（寅卯时辰）会感觉精神较好，到了傍晚（申酉时辰）病情就会加重。到了半夜（亥子时辰）就会较为平静。因为肝性条达而恶抑郁，所以需要使用辛味来发散它。如果需要补益，就用辛味补益它；如果需要泻出，就用酸味来泻它。

　　心脏有疾病，到了长夏可以痊愈；如果长夏好不了，到了冬天病情就会加重；如果冬天不恶化，到了来年春天病情就会维持，来年夏天病情就会有起色。须注意，不能吃过热的饮食和穿着过热。患有心病的人，在戊己日就会出现好转；如果戊己日不能痊愈，到了壬癸日病情就会加重；如果壬癸日没有恶化，到了甲乙日病情就会维持，到了丙丁日病情就会有好转。患有心病的人，在中午（巳午时辰）会感觉精神较好，到了半夜就会加重，到了早上天微明（寅卯时辰）就会较为平静。心性需要柔软，应该使用咸味来缓柔它。如果需要补益，就用咸味补益它；如果需要泻出，就用甜味来泻它。

　　脾脏有疾病，到了秋天可以痊愈；如果秋天好不了，到了来年春天病情就会加重；如果春天不恶化，到了夏天病情就会维持，到了长夏病情就会有起色。须注意，不能过度食用冷食、吃得过饱、住在潮湿的地方、穿湿的衣服。患有脾病的人，在庚辛日就会出现好转；如果庚辛日不能痊愈，到了甲乙日病情就会加重；如果甲乙日没有恶化，到了丙丁日病情就会维持，到了戊己日病情就会有好转。患有脾病的人，在午后（约未时）会感觉精神较好，到了太阳出来的时候（约卯时）病情就会加重，到了傍晚（约申时）就会较为平静。脾病需要缓和，宜急食甘味来缓和它。如果需要泻出，就用苦味泻它；如果需要补益，就用甘味补益它。

肺脏有疾病，到了冬天可以痊愈；如果冬天好不了，到了来年夏天病情就会加重；如果夏天不恶化，到了长夏病情就会维持，到了秋天病情就会有好转。须注意，不能食用生冷的食物和穿得太薄。患有肺病的人，在壬癸日就会出现好转；如果壬癸日不能痊愈，到了丙丁日病情就会加重；如果丙丁日没有恶化，到了戊己日病情就会维持，到了庚辛日病情就会有好转。患有肺病的人，在傍晚的时候会感觉精神较好，到了中午病情就会加重，到了半夜就会较为平静。肺气需要收敛，宜急食酸味来收敛它。如果需要补益，就用酸味补益它；如果需要泻出，就用辛味泻它。

肾脏有疾病，到了来年春天可以痊愈；如果春天好不了，到了来年长夏病情就会加重；如果长夏不恶化，到了秋天病情就会维持，到了冬天病情就会有好转。须注意，不能食用煎爆的食物、穿烘热的衣服。患有肾病的人，在甲乙日就会出现好转；如果甲乙日不能痊愈，到了戊己日病情就会加重；如果戊己日没有恶化，到了庚辛日病情就会维持，到了壬癸日病情就会出现好转。患有肾病的人，在半夜的时候会感觉精神清爽一些，在丑、辰、未、戌这四个时辰病情容易加重，到了傍晚比较平静。肾气需要固坚，宜急食苦味来坚固它。如果需要补益，就用苦味补益它；如果需要泻出，就用咸味来泻它。

邪气侵袭人体的时候，是以强凌弱的，疾病到了它所生的脏腑相应的时间就可以痊愈，到了它所不胜的脏腑相应的时间就会加重，到了生它的脏腑对应的时间就可以维持，到了它自身脏腑所旺的时间就会有起色。但必须先明确五脏各自的平脉，才能推测疾病轻重的时间和病人死生的日期。

肝有病的症状，属肝实的，则两肋下疼痛牵引少腹，使人多怒；如果属肝虚的，则两目昏花，视物不清，两耳也听不见声音，多恐惧，好像有人要逮捕他一样。治疗的时候，宜取足厥阴肝经和足少阳胆经的穴位。如若肝气上逆，则会出现头痛、耳聋、听觉失灵、颊肿等症状，宜取厥阴、少阳两经的穴位，并刺出血。

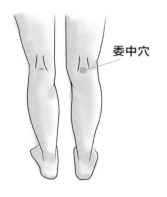

委中穴

委中穴穴位图

心有病的症状，属心实的，则出现胸中疼痛，肋部挂撑胀满，肋下疼痛，胸膺部、背部和肩胛间疼痛，两臂内侧疼痛；如果属心虚的，则胸腹部胀大，肋下和腰部牵引作痛。治疗的时候，宜取少阴心经和太阳小肠经的经穴，刺舌下的络脉出血。如果病情发生变化，与初起不同，则宜刺委中穴出血。

脾有病的症状，属脾实的，则身体沉重，容易饥饿，肌肉痿软无力，两足痿软不收，行走时容易抽搐，脚下疼痛；如果属脾虚的，则腹部胀满，肠鸣，泄泻且食物不化。治疗的时候，宜取太阴脾经、阳明胃经和少阴肾经外侧的穴位，并刺出血。

肺有病的症状，属肺实的，则喘咳气逆，肩部和背部疼痛，出汗，尻、股、膝、小腿肚、足等部位皆有疼痛；如果属肺虚的，则少气，呼吸困难而难于接续，耳聋，咽部干燥。治疗的时候，宜取太阴肺经的穴位和足太阳膀胱经的外侧、足厥阴经内侧的穴位，并刺出血。

肾有病的症状，属肾实的，则腹部胀大，胫部肿痛，气喘，咳嗽，身体沉重，就寝后出汗，怕吹风；如果属肾虚的，则胸中疼痛，大腹、小腹有疼痛，手足部厥冷，心中不乐。治疗的时候，宜取足少阴肾经和太阳膀胱经的穴位，并刺出血。

肝合青色，适宜食用甘味的食物，粳米、牛肉、枣、葵都是甘的。心合赤色，适宜食用酸味的食物，小豆、犬肉、李、韭都是酸的。肺合白色，适宜食用苦味的食物，小麦、羊肉、杏、薤都是苦的。脾合黄色，适宜食用咸味的食物，大豆、猪肉、栗、豆叶都是咸的。肾合黑色，适宜食用辛味的食物，黄黍、鸡肉、桃、葱都是辛的。所有的食物里辛味发散，酸味收敛，甘味缓急，苦味坚燥，咸味软坚。

毒药是用来攻逐病邪的，五谷是用来充养五脏之气的，五果是用来帮助五谷濡养人体的，五畜是用来补益脏腑的，五菜是用来充养脏腑的。和合食物的气味之后服食，可以补益精气。这五类食物具有辛、酸、甘、苦、咸等五种不同的气味，各有作用，或散或收，或缓或急，或坚或软。在治病防病的时候，要根据四时之气和五脏之气的具体情况，合理选用五味。

採天地之靈氣

張其辰辛丑秋

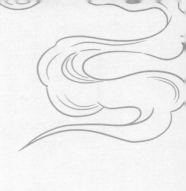

素问·宝命全形论篇第二十五

本篇名句

人以天地之气生，四时之法成，君王众庶，尽欲全形，形之疾病，莫知其情，留淫日深，著于骨髓，心私虑之。

天有阴阳，人有十二节；天有寒暑，人有虚实。能经天地阴阳之化者，不失四时；知十二节之理者，圣智不能欺也；能存八动之变，五胜更立；能达虚实之数者，独出独入，呿吟至微，秋毫在目。

原　文

黄帝问曰：天覆地载，万物悉备，莫贵于人，人以天地之气生，四时之法成，君王众庶，尽欲全形，形之疾病，莫知其情，留淫日深，著于骨髓，心私虑之。余欲针除其疾病，为之奈何？岐伯对曰：夫盐之味咸者，其气令器津泄；弦绝者，其音嘶败；木敷者，其叶发；病深者，其声哕。人有此三者，是谓坏腑，毒药无治，短针无取，此皆绝皮伤肉，血气争黑。

帝曰：余念其痛，心为之乱惑，反甚其病，不可更代，百姓闻之，以为残贼，为之奈何？岐伯曰：夫人生于地，悬命于天，天地合气，命之曰人。人能应四时者，天地为之父母；知万物者，谓之天子。天有阴阳，人有十二节；天有寒暑，人有虚实。能经天地阴阳之化者，不失四时；知十二节之理者，圣智不能欺也；能存八动之变，五胜更立；能达虚实之数者，独出独入，呿（qū）吟至微，秋毫在目。

帝曰：人生有形，不离阴阳，天地合气，别为九野，分为四时，月有小大，日有短长，万物并至，不可胜量，虚实呿吟，敢问其方？岐伯曰：木得金而伐，火得水而灭，土得木而达，金得火而缺，水得土而绝，万物尽然，不可胜竭。故针有悬布天下者五，黔首共余食，莫知之也。一曰治神，二曰知养身，三曰知毒药为真，四曰制砭石小大，五曰知腑脏血气之诊。五法俱立，各有所先。今末世之刺也，虚者实之，满者泄之，此皆众工所共知也。若夫法天则地，随应而动，和之者若响，随之者若影，道无鬼神，独来独往。

帝曰：愿闻其道。岐伯曰：凡刺之真，必先治神，五脏已定，九候已备，后乃存针，众脉不见，众凶弗闻，外内相得，无以形先，可玩往来，乃施于人。人有虚实，五虚勿近，五实勿远，至其当发，间不容瞚（shùn）。手动若务，针耀而匀，静意视义，观适之变，是谓冥冥，莫知其形，见其乌乌，见其稷稷，从见其飞，不知其谁，伏如横弩，起如发机。

帝曰：何如而虚？何如而实？岐伯曰：刺虚者须其实，刺实者须其虚，经气已至，慎守勿失，深浅在志，远近若一，如临深渊，手如握虎，神无营于众物。

语　译

黄帝问道：天在上覆盖着，地在下载负着，世间万物完全具备，没有什么比人更为宝贵。人秉受天地之气而生，顺应四季阴阳变化的规律而成长。无论是君王还是百姓，都希望可以保持自己的身体健康。但是身体生病，没有人能及时察觉病情，致使病邪在体内停留蔓延，日益深入，附着于骨髓。

我内心暗自忧虑。我想用针刺的方法来祛除病人的疾病，应该怎么做啊？岐伯回答说：盐的味道是咸的，盐咸这个特性可以使器皿渗水；琴弦断绝之时，发出的声音嘶哑刺耳；树木陈腐，树叶就会飘零凋落。人的病情深重，发出的声音如同呃逆之声。人出现类似的情况，说明脏腑精气亏虚，用药物已经无法治疗，用针刺也无法取效。这种情况下，病人皮肤肌肉已经损伤败坏，体内血气交争而使肤色晦暗发黑。

黄帝问：我为病人的痛苦而感伤，内心因此感到迷茫疑惑、惶恐不安。治疗疾病，若不得当，反而会加重他们的病情，我又不能以身替代。百姓听说后，会认为我残忍暴虐。对此我该怎么办呢？岐伯回答：人的形体出生在地上，人的生命悬系于天，天地之气感应和合，才产生了人。人如果能顺应四季阴阳的变化，那么天地的阳气和阴精就能养育他；能够通晓万物变化规律的人，可称为"天之子"。自然界有阴阳之分，人有左右手足共十二处大关节；自然界有寒暑的变化，人体有虚实的消长。能够效法天地阴阳变化的人，就不会违背四季变化的规律；通晓十二经脉原理的人，就能明达事理，不会被疾病的现象弄糊涂了；能够洞察八节之风的变动、对五行生克了然于心又能够通晓人体虚实变化道理的人，就能有独立的见解和行动，即使是病人极细微的呼吸、吟叹之声，也能感知，即使是如秋毫般细微的东西，也能看得很清楚。

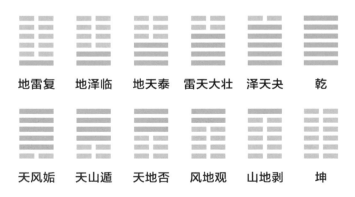

十二消息卦

黄帝问：人出生就有形体，形体的生成与生命活动离不开阴阳的变化。天地阴阳之气和合，在地域上分为九州，在时令上分为四季，月份有小大的不同，白昼有长短的不同，万物并存在世上，它们的阴阳变化不可能一一估量，若要根据细微的声音来判断人体的虚实，请问应该用什么方法呢？岐伯回答：木受金克就折伐，火受水克就熄灭，土受木克就穿透，金受火克就缺损，水受土克就绝流，万物都是这样，不可穷尽。用针灸治病有五个原则当公布于天下，黎民百姓只知道吃饱肚子，没有人了解这些道理。第一是调养精神，第二是懂得养生，第三是辨识药物的真伪，第四是掌握制作针具的大小尺寸，第五是懂得脏腑气血的诊断。这五个原则确立之后，运用时还应当根据需要有先有后。当今的医生运用针刺方法，虚证用补法，实证用泻法，这些都是一般的医生都知晓的道理。如果能够效法天地阴阳消长的规律，随机应变地运用各种治法，那么取得的疗效就如同声音带来的回响、像追随着身体的影子一样迅捷明显。医道并不神秘，只要掌握其中的规律，就能自如地运用针法。

黄帝说：希望听你讲一讲针刺的方法。岐伯说：大凡针刺的根本原则，首先必须安定神志、集中精神，五脏的虚实已经确定，三部九候脉象的变化已经完全掌握，然后才能进针。尽管周围众目睽睽却视而不见，众口喧闹却听而不闻。外表的症状需要与内在的病机相符合，不能把外表的症候作为诊断的首要依据，只有体会并熟习人体经脉气血循环往来的情况，才能给病人施用针刺疗法。病人有虚证、实证之分，对于五种虚证的病人不可以用近速的泻法针刺，对于五种实证的病人不可以用远迟的补法针刺。到了应当进针的时候，应迅速下针，刻不容缓。运针时要专心，针具要光洁、上下匀称，要静心观察进针后气至的情况以及经气的变化。针刺得气后的细微变化是玄妙渺茫的，不能明见其具体形态。手下可以感觉到经气的往来反应，经气到时，就像群鸟一样集合；经气充盛的时候，手下感觉好像稷一样繁茂。通常医生只感觉到经气往来如鸟在飞翔，却不知道它的形迹。气未至时，留针有如张弓待发，气应时起针犹如拨机发箭。

黄帝说：如何针刺虚证？如何针刺实证？岐伯说：针刺虚证要等到经气实时才出针，针刺实证要等到经气虚时才出针。经气已到来，当谨慎运针，不失时机。针刺的程度或深或浅，全在于医生根据病情灵活掌握；针刺的穴位有远有近，而留针候气的道理是一致的。医生在针刺时如同面临深渊，又如手握虎符，精神不能被外界事物扰乱。

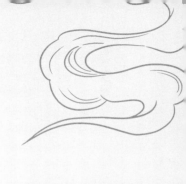

灵枢·本输篇第二

凡刺之道，必通十二经络之所终始，络脉之所别处，五输之所留，六腑之所与合，四时之所出入，五脏之所溜处，阔数之度，浅深之状，高下所至。

肺合大肠，大肠者，传道之腑；心合小肠，小肠者，受盛之腑；肝合胆，胆者，中精之腑；脾合胃，胃者，五谷之腑；肾合膀胱，膀胱者，津液之腑也。少阴属肾，肾上连肺，故将两脏。三焦者，中渎之腑也，水道出焉，属膀胱，是孤之腑也。是六腑之所与合者。

原 文

　　黄帝问于岐伯曰：凡刺之道，必通十二经络之所终始，络脉之所别处，五输之所留，六腑之所与合，四时之所出入，五脏之所溜处，阔数之度，浅深之状，高下所至。愿闻其解。岐伯曰：请言其次也。

　　肺出于少商，少商者，手大指端内侧也，为井木；溜于鱼际，鱼际者，手鱼也，为荥（yíng）；注于太渊，太渊，鱼后一寸陷者中也，为腧；行于经渠，经渠，寸口中也，动而不居，为经；入于尺泽，尺泽，肘中之动脉也，为合。手太阴经也。

　　心出于中冲，中冲，手中指之端也，为井木；溜于劳宫，劳宫，掌中中指本节之内间也，为荥；注于大陵，大陵，掌后两骨之间方下者也，为腧；行于间使，间使之道，两筋之间，三寸之中也，有过则至，无过则止，为经；入于曲泽，曲泽，肘内廉下陷者之中也，屈而得之，为合。手少阴也。

　　肝出于大敦，大敦者，足大指之端及三毛之中也，为井木；溜于行间，行间，足大指间也，为荥；注于太冲，太冲，行间上二寸，陷者之中也，为腧；行于中封，中封，内踝之前一寸半，陷者之中，使逆则宛，使和则通，摇足而得之，为经；入于曲泉，曲泉，辅骨之下，大筋之上也，屈膝而得之，为合。足厥阴也。

脾出于隐白，隐白者，足大指之端内侧也，为井木；溜于大都，大都，本节之后，下陷者之中也，为荥；注于太白，太白，腕骨之下也，为腧；行于商丘，商丘，内踝之下，陷者之中也，为经；入于阴之陵泉，阴之陵泉，辅骨之下，陷者之中也。伸而得之，为合，足太阴也。

肾出于涌泉，涌泉者，足心也，为井木；溜于然谷，然谷，然骨之下者也，为荥；注于太溪，太溪，内踝之后，跟骨之上，陷者中也，为腧；行于复溜，复溜，上内踝二寸，动而不休，为经；入于阴谷，阴谷，辅骨之后，大筋之下，小筋之上也，按之应手，屈膝而得之，为合。足少阴经也。

膀胱出于至阴，至阴者，足小指之端也，为井金；溜于通谷，通谷，本节之前外侧也，为荥；注于束骨，束骨，本节之后陷者中也，为腧；过于京骨，京骨，足外侧大骨之下，为原；行于昆仑，昆仑，在外踝之后，跟骨之上，为经；入于委中，委中，腘中央，为合。委而取之，足太阳也。

胆出于窍阴，窍阴者，足小指次指之端也，为井金；溜于侠溪，侠溪，足小指次指之间也，为荥；注于临泣，临泣，上行一寸半，陷者中也，为腧；过于丘墟，丘墟，外踝之前下，陷者中也，为原；行于阳辅，阳辅，外踝之上，辅骨之前，及绝骨之端也，为经；入于阳之陵泉，阳之陵泉，在膝外陷者中也，为合，伸而得之。足少阳也。

胃出于厉兑，厉兑者，足大指内次指之端也，为井金；溜于内庭，内庭，次指外间也，为荥；注于陷谷，陷谷者，上中指内间，上行二寸，陷者中也，为腧；过于冲阳，冲阳，足跗上五寸，陷者中也，为原，摇足而得之；行于解溪，解溪，上冲阳一寸半，陷者中也，为经；入于下陵，下陵，膝下三寸，胻骨外三里也，为合；复下三里三寸，为巨虚上廉，复下上廉三寸，为巨虚下廉也，大肠属上，小肠属下，足阳明胃脉也。大肠、小肠皆属于胃，是足阳明也。

三焦者，上合手少阳，出于关冲，关冲者，手小指次指之端也，为井金；溜于液门，液门，小指次指之间也，为荥；注于中渚（zhǔ），中渚，本节之后，陷者中也，为腧；过于阳池，阳池，在腕上，陷者之中也，为原；行于支沟，支沟，上腕三寸，两骨之间，陷者中也，为经；入于天井，天井在肘外大骨之上，陷者中也，为合，屈肘乃得之；三焦下腧，在于足大指之前，少阳之后，出于腘中外廉，名曰委阳，是太阳络也。手少阳经也。三焦者，足少阳太阴之所将，太阳之别也，上踝五寸，别入贯腨肠，出于委阳，并太阳之正，入络膀胱，约下焦，实则闭癃，虚则遗溺，遗溺则补之，闭癃则泻之。

手太阳小肠者，上合手太阳，出于少泽，少泽，小指之端也，为井金；溜于前谷，前谷，在手外廉本节前，陷者中也，为荥；注于后溪，后溪者，在手外侧本节之后也，为腧；过于腕骨，腕骨，在手外侧腕骨之前，为原；行于阳谷，阳谷，在锐骨之下，陷者中也，为经；入于小海，小海，在肘内大骨之外，去端半寸，陷者中也。伸臂而得之，为合。手太阳经也。

大肠上合手阳明，出于商阳，商阳，大指次指之端也，为井金；溜于本节之前二间，为荥；注于本节之后三间，为腧；过于合谷，合谷在大指歧骨之间，为原；行于阳溪，阳溪，在两筋间，陷者中也，为经；入于曲池，在肘外辅骨陷者中，屈臂而得之，为合。手阳明也。

是谓五脏六腑之腧，五五二十五腧，六六三十六腧也。六腑皆出足之三阳，上合于手者也。

缺盆之中，任脉也，名曰天突。一次任脉侧之动脉，足阳明也，名曰人迎；二次脉手阳明也，名曰扶突；三次脉手太阳也，名曰天窗；四次脉足少阳也，名曰天容；五次脉手少阳也，名曰天牖（yǒu）；六次脉足太阳也，名曰天柱；七次脉颈中央之脉，督脉也，名曰风府。腋内动脉，手太阴也，名曰天府。腋下三寸，手心主也，名曰天池。

刺上关者，呿不能欠；刺下关者，欠不能呿；刺犊鼻者，屈不能伸；刺两关者，伸不能屈。

足阳明挟喉之动脉也，其腧在膺中。手阳明次在其腧外，不至曲颊一寸。手太阳当曲颊。足少阳在耳下曲颊之后。手少阳出耳后，上加完骨之上。足太阳挟项大筋之中发际。阴尺动脉在五里，五腧之禁也。

肺合大肠，大肠者，传道之腑；心合小肠，小肠者，受盛之腑；肝合胆，胆者，中精之腑；脾合胃，胃者，五谷之腑；肾合膀胱，膀胱者，津液之腑也。少阴属肾，肾上连肺，故将两脏。三焦者，中渎（dú）之腑也，水道出焉，属膀胱，是孤之腑也。是六腑之所与合者。

春取络脉诸荥大经分肉之间，甚者深取之，间者浅取之；夏取诸腧孙络肌肉皮肤之上；秋取诸合，余如春法。冬取诸井诸腧之分，欲深而留之。此四时之序，气之所处，病之所舍，脏之所宜。转筋者立而取之，可令遂已。痿厥者张而刺之，可令立快也。

语　译

黄帝问岐伯：凡是运用针刺，都必须精通十二经络循行的起点和终点，络脉从正经所别出的地方，五输穴在四肢留止的部位，六腑与经络表里相合的关系，四季气候变化对脉气出入的影响，五脏之气流行灌注的部位，以及经络的宽窄程度、浅深情况，上至头面下至足胫的对应关系。我想听听你对这些问题的见解。岐伯说：请让我按次序来说明一下。

肺所属经脉的脉气出于少商穴，少商穴位于拇指端内侧，为井穴，属木；脉气由此流行于鱼际穴，鱼际穴在大鱼际后边，为荥穴；脉气由此灌注于太渊穴，太渊穴在大鱼际后一寸的凹陷中，为输穴；脉气由此经行于经渠穴，经渠穴在手腕后寸口中有脉跳动不止的地方，为经穴；脉气由此进入尺泽穴，尺泽穴在肘中有动脉处，为合穴。这就是手太阴肺经的五输穴。

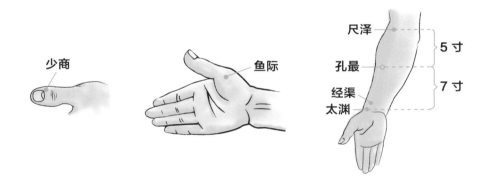

心脏所属经脉的脉气出于中冲穴，中冲穴位于中指指尖上，为井穴，属木；脉气由此流行于劳宫穴，劳宫穴在中指本节后手掌中间，为荥穴；脉气由此灌注于大陵穴，大陵穴在掌后腕与臂两骨之间的凹陷中，为输穴；脉气由此经行于间使穴，间使穴在掌后三寸两筋之间的凹陷中，当本经有病时，这一部位会有反应，无病时，这一部位很平静，为经穴；脉气由此进入曲泽穴，曲泽穴在肘内侧的凹陷中，屈肘时才能取得，为合穴。这是手少阴心经的五输穴。

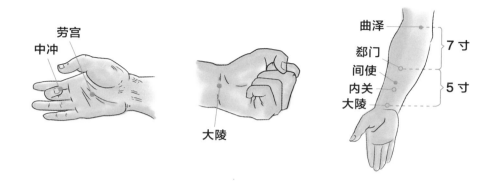

　　肝脏所属经脉的脉气出于大敦穴，大敦穴位于足大趾的背面尖端和三毛中间，为井穴，属木；脉气由此流行于行间穴，行间穴在足大趾、次趾之间，为荥穴；脉气由此注入太冲穴，太冲穴在行间穴上二寸凹陷的地方，为输穴；脉气由此通过中封穴，中封穴在内踝之前一寸半凹陷的地方，针刺该穴时，如果违逆经气运行的方向，就会使气血郁结，如果顺应经气运行的方向，就会使气血通畅，针刺时，伸足即可得穴，为经穴；脉气由此入归曲泉穴，曲泉穴在膝内辅骨的下方，大筋之上小筋之下，屈膝才能准确得穴，为合穴。这是足厥阴肝经的五输穴。

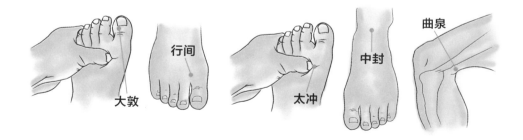

　　脾脏所属经脉的脉气出于隐白穴，隐白穴位于足大趾端的内侧，为井穴，属木；脉气由此流行于大都穴，大都穴在本节之后的凹陷中，为荥穴；脉气由此灌注于太白穴，太白穴在足内侧核骨的下方，为输穴；脉气由此经行于

商丘穴，商丘穴在足内踝下微前的凹陷中，为经穴；脉气由此进入阴陵泉穴，阴陵泉穴在膝内侧辅骨之下的凹陷中，伸腿取之可得，为合穴。这是足太阴脾经的五输穴。

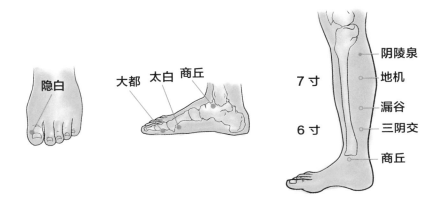

肾脏所属经脉的脉气出于涌泉穴，涌泉穴位于足底心，为井穴，属木；脉气由此流行于然谷穴，然谷穴在足内踝前大骨下面的凹陷中，为荥穴；脉气由此灌注于太溪穴，太溪穴在内踝骨后，跟骨上面的凹陷中，为输穴；脉气由此经行于复溜穴，复溜穴在内踝上二寸，有动脉跳动不止的地方，为经穴；脉气由此进入阴谷穴，阴谷穴在内辅骨的后方，大筋之下小筋之上，按了有动脉应手的地方，屈膝可在腘横纹内侧端二筋之间得穴，为合穴。这是足少阴肾经的五输穴。

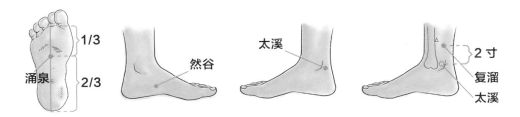

膀胱所属经脉的脉气出于至阴穴，至阴穴位于足小趾外侧，为井穴，属金；脉气由此流行于足通谷穴，足通谷穴在小趾本节前的外侧，为荥穴；脉

气由此灌注于束骨穴，束骨穴在小趾本节后的凹陷中，为输穴；脉气由此通过京骨穴，京骨穴在足外侧的大骨下方，为原穴；脉气由此经行于昆仑穴，昆仑穴在足外踝的后方，跟骨之上，为经穴；脉气由此进入委中穴，委中穴在膝弯中央，为合穴，取穴时，屈膝才能准确取得。这是足太阳膀胱经的五输穴和原穴。

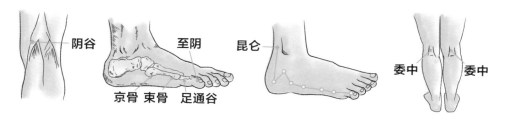

胆所属经脉的脉气出于足窍阴穴，足窍阴穴位于足小趾侧的次趾尖端，为井穴，属金；脉气由此流行于侠溪穴，侠溪穴位于足小趾与四趾之间，为荥穴；脉气由此流注于足临泣穴，足临泣穴位于由侠溪穴再向上行一寸半的凹陷中，为输穴；脉气由此通过丘墟穴，丘墟穴在外踝骨前下的凹陷中，为原穴；脉气由此经行于阳辅穴，阳辅穴在外踝上四寸余，辅骨的前方，绝骨的上端，为经穴；脉气由此进入阳陵泉穴，阳陵泉穴在膝外侧的凹陷中，为合穴，伸腿可准确取穴。这是足少阳胆经的五输穴和原穴。

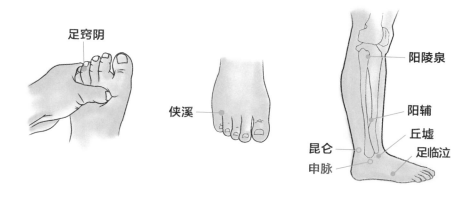

　　胃所属的经脉脉气出于厉兑穴，厉兑穴位于足第二趾端外侧，为井穴，属金；脉气由此流行于内庭穴，内庭穴在次趾外侧与中趾间的凹陷中，为荥穴；脉气由此灌注于陷谷穴，陷谷穴在中趾的内侧上行二寸的凹陷中，为输穴；脉气由此通过冲阳穴，冲阳穴在足背上自趾缝向上约五寸的凹陷中，为原穴，取穴时要摇动脚才能取准位置；脉气由此经行于解溪穴，解溪穴在冲阳穴之上一寸半的凹陷中，为经穴；脉气由此进入下陵穴，下陵穴在膝下三寸，胻骨外缘的足三里穴的位置，它与足三里穴在同一个位置，为合穴；再从足三里穴向下三寸，是上巨虚穴，自上巨虚穴再下三寸，为下巨虚穴。大肠属于上巨虚穴，小肠属于下巨虚穴。因为大肠、小肠在体内连于胃腑之下，所以在经脉上也就连于足阳明胃脉之处，同属于胃脉。这是足阳明胃经的五输穴和原穴。

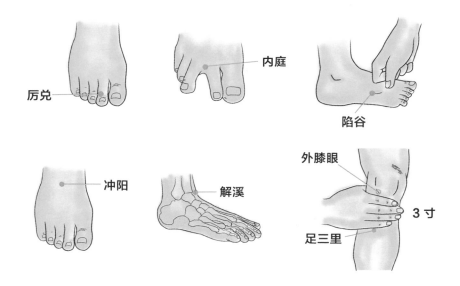

厉兑　内庭　陷谷　冲阳　解溪　外膝眼　足三里　3寸

　　三焦，上合手少阳经脉，其脉气出于关冲穴，关冲穴位于无名指的前端，为井穴，属金；脉气由此流行于液门穴，液门穴在小指与次指间，为荥穴；脉气由此灌注于中渚穴，中渚穴在无名指本节后面的凹陷中，为输穴；脉气由此过于阳池穴，阳池穴在腕上的凹陷中，为原穴；脉气由此经行于支沟穴，支沟穴在腕后三寸，两骨间的凹陷中，为经穴；脉气由此进入天井穴，天井穴在肘外大骨上方的凹陷中，为合穴，屈肘可以得穴。三焦之气另通足部的下腧穴，脉气在足太阳经之前，上行足少阳经之后，别出于膝腘窝外缘，有穴名叫委阳穴，委阳穴属于足太阳经大络，又属于手少阳的经脉。三焦虽然属于手少阳经，在下面却有足少阳、足太阳二经为之输给，所以它的脉气又自足太阳经别出，在外踝上五寸处，别入贯于腿肚，出于委阳穴，与足太阳经的正脉相并，入腹内联络膀胱，约束下焦。其气实则小便不通，虚则遗尿。治疗的时候，遗尿当用补法，小便不通当用泻法。

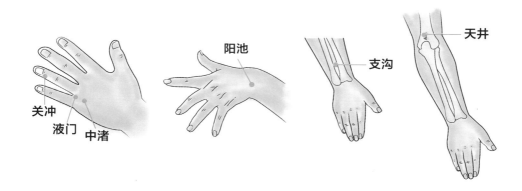

小肠，上合手太阳经脉，其脉气出于少泽穴，少泽穴位于手小指外侧端，为井穴，属金；脉气由此流行于前谷穴，前谷穴在手外侧本节前的凹陷中，为荥穴；脉气由此灌注于后溪穴，后溪穴在手外侧小指本节的后方，为输穴；脉气由此通过腕骨穴，腕骨穴在手外侧腕骨前，为原穴；脉气由此经行于阳谷穴，阳谷穴在腕后锐骨前下方的凹陷中，为经穴；脉气由此进入小海穴，小海穴在肘内侧大骨外，距离骨尖半寸的凹陷中，取穴时，伸手臂才能取准穴位，为合穴。这是手太阳小肠经的五输穴和原穴。

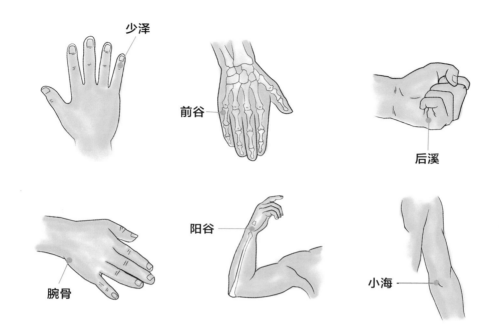

大肠，上合手阳明经脉，其脉气出于商阳穴，商阳穴位于食指内侧端，为井穴，属金；脉气由此流行于二间穴，二间穴在食指本节前面的凹陷中，为荥穴；脉气由此灌注于三间穴，三间穴在本节后，为输穴；脉气由此通过合谷穴，合谷穴在大指、次指的骨缝间，为原穴；脉气由此经行于阳溪穴，阳溪穴在大指本节的后面，腕上两筋之间的凹陷处，为经穴；脉气由此进入曲池穴，曲池穴在肘外侧辅骨的凹陷处，取穴时屈臂才能取准穴位，为合穴。这是手阳明大肠经的五输穴和原穴。

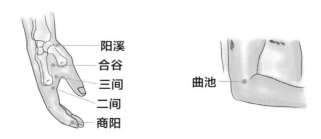

以上所说的就是五脏六腑腧穴，五脏阴经各有井、荥、输、经、合五种腧穴，五五共二十五个腧穴；六腑阳经各多一个原穴，六六共三十六个腧穴。六腑脉气，都出行于足太阳、足阳明、足少阳经脉，上行合于手三阳经。

五输穴表

名称	肺	大肠	胃	脾	心	小肠	膀胱	肾	心包	三焦	胆	肝
井	少商	商阳	厉兑	隐白	少冲	少泽	至阴	涌泉	中冲	关冲	窍阴	大敦
荥	鱼际	二间	内庭	大都	少府	前谷	通谷	然谷	劳宫	液门	侠溪	行间
输	太渊	三间	陷谷	太白	神门	后溪	束骨	太溪	大陵	中渚	足临泣	太冲
经	经渠	阳溪	解溪	商丘	灵道	阳谷	昆仑	复溜	间使	支沟	阳辅	中封
合	尺泽	曲池	足三里	阴陵泉	少海	小海	委中	阴谷	曲泽	天井	阳陵泉	曲泉

五输穴歌诀

少商鱼际与太渊，经渠尺泽肺相连；

商阳二三间合谷，阳溪曲池大肠牵；

厉兑内庭陷谷胃，冲阳解溪三里随；

隐白大都太白脾，商丘之上阴陵泉；

少冲少府属于心，神门灵道少海寻；

少泽前谷后溪腕，阳谷小海小肠经；

至阴通谷束京骨，昆仑委中膀胱知；

涌泉然谷与太溪，复溜阴谷肾所宜；

中冲劳宫心包络，大陵间使传曲泽；

关冲液门中渚焦，阳池支沟天井索；

窍阴侠溪临泣胆，丘墟阳辅阳陵泉；

大敦行间太冲看，中封曲泉属于肝。

在左右两缺盆的正中间，是任脉循行的地方，有穴名叫天突；次于任脉后第一行的动脉，是足阳明经脉循行的地方，有穴名叫人迎；第二行是手阳明经脉循行的地方，有穴名叫扶突；第三行是手太阳经脉循行的地方，有穴名叫天窗；第四行是足少阳经脉循行的地方，有穴名叫天容；第五行是手少阳经脉循行的地方，有穴名叫天牖；第六行是足太阳经脉循行的地方，有穴名叫天柱；第七行在颈中央，是督脉循行的地方，有穴名叫风府；在腋下上臂内侧的动脉，是手太阴经脉循行的地方，有穴名叫天府；在侧胸部腋下三寸，是手厥阴心包经脉循行的地方，有穴名叫天池。

针刺上关穴时，要张口而不能闭口；针刺下关穴时，要闭口而不能张口。针刺犊鼻穴时，要屈膝而不能伸足；针刺内关与外关穴时，要伸直手而不能弯曲手。

足阳明胃经的经脉，挟喉而行，人迎穴位于喉结两旁的动脉应手处，脉气下行于胸。手阳明经的扶突穴，在人迎穴之外，距离曲颊一寸。手太阳经的天窗穴，位于曲颊处。足少阳经的天冲穴，在耳下曲颊后。手少阳经的天牖穴，在耳后完骨上。足太阳经的天柱穴，位于项后，挟大筋两旁发际下凹陷中。手阳明经的五里穴，位于属于阴的尺动脉上，误刺该穴，会使五输穴的脏气竭绝，所以这是一个禁针穴位。

肺配合大肠，大肠是传送糟粕、排泄粪便的器官。心配合小肠，小肠是接受胃所下移的腐熟的水谷的器官。肝配合胆，胆是贮藏和排泄胆汁的器官。脾配合胃，胃是受纳水谷、消化五谷的器官。肾配合膀胱，膀胱是蓄积和排泄水液的器官。足少阴隶属于肾，肾又上连于肺，所以肾能统率三焦和膀胱两脏。三焦，是像四通的水沟一样行水的器官，水道由此而出。三焦有疏调水道的作用，下通膀胱，但它没有脏来配合，是一个孤独的器官。以上就是六腑与五脏相配合的情况。

春天针刺时，应取浅表部位的络脉和各经荥穴以及大筋和肌肉的间隙，重的病要深刺，轻的病要浅刺。夏天针刺时，要取十二经的输穴以及肌肉、皮肤之上的浅表部位。秋天针刺时，应取十二经的合穴，深刺或浅刺与春天针刺的方法一样。冬天针刺时，应取十二经的井穴和脏腑的输穴，要深刺并且留针。这是为了顺应四时气候的温热凉寒的次序，脉气所聚的处所，疾病发生的部位，而选择针刺最为适宜的地方。如果遇到转筋的病症，让患者平稳站立，刺他当取的输穴，就可使筋伸缩自如。如果遇到四肢偏废的痿厥病人，令他仰卧，四肢伸开，然后进行针刺治疗，就可使他气血通畅。

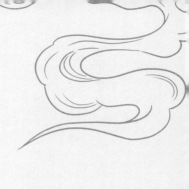

灵枢·本神篇第八

凡刺之法，先必本于神。

天之在我者德也，地之在我者气也，德流气薄而生者也。故生之来谓之精，两精相搏谓之神，随神往来者谓之魂，并精而出入者谓之魄，所以任物者谓之心，心有所忆谓之意，意之所存谓之志，因志而存变谓之思，因思而远慕谓之虑，因虑而处物谓之智。故智者之养生也，必顺四时而适寒暑，和喜怒而安居处，节阴阳而调刚柔。如是则僻邪不至，长生久视。

原 文

　　黄帝问于岐伯曰：凡刺之法，先必本于神。血、脉、营、气、精、神，此五脏之所藏也，至其淫泆（yì）离脏则精失，魂魄飞扬，志意恍乱，智虑去身者，何因而然乎？天之罪与？人之过乎？何谓德、气、生、精、神、魂、魄、心、意、志、思、智、虑？请问其故。

　　岐伯答曰：天之在我者德也，地之在我者气也，德流气薄而生者也，故生之来谓之精，两精相搏谓之神，随神往来者谓之魂，并精而出入者谓之魄，所以任物者谓之心，心有所忆谓之意，意之所存谓之志，因志而存变谓之思，因思而远慕谓之虑，因虑而处物谓之智，故智者之养生也，必顺四时而适寒暑，和喜怒而安居处，节阴阳而调刚柔，如是则僻（pì）邪不至，长生久视。

　　是故怵惕（chù tì）思虑者则伤神，神伤则恐惧流淫而不止。因悲哀动中者，竭绝而失生；喜乐者，神惮（dàn）散而不藏；愁忧者，气闭塞而不行；盛怒者，迷惑而不治；恐惧者，神荡惮而不收。

　　心，怵惕思虑则伤神，神伤则恐惧自失，破䐃（jùn）脱肉，毛悴（cuì）色夭，死于冬。脾，愁忧而不解则伤意，意伤则悗（mán）乱，四肢不举，毛悴色夭，死于春。肝，悲哀动中则伤魂，魂伤则狂忘不精，不精则不正，当人阴缩而挛筋，两胁骨不举，毛悴色夭，死于秋。肺，喜乐无极则伤魄，魄伤则狂，狂者意不存人，皮革焦，毛悴色夭，死于夏。肾，盛怒而不止则伤志，志伤则喜忘其前言，腰脊不可以俯仰屈伸，毛悴色夭，死于季夏。恐惧而不解则伤精，精伤则骨酸痿厥，精时自下。

是故五脏主藏精者也，不可伤，伤则失守而阴虚，阴虚则无气，无气则死矣。是故用针者，察观病人之态，以知精神魂魄之存亡得失之意，五者以伤，针不可以治之也。

肝藏血，血舍魂，肝气虚则恐，实则怒。脾藏营，营舍意，脾气虚则四肢不用，五脏不安，实则腹胀，经溲（sǒu）不利。心藏脉，脉舍神，心气虚则悲，实则笑不休。肺藏气，气舍魄，肺气虚则鼻塞不利少气，实则喘喝（yè）胸盈仰息。肾藏精，精舍志，肾气虚则厥，实则胀，五脏不安。必审五脏之病形，以知其气之虚实，谨而调之也。

语　译

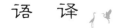

黄帝向岐伯询问：使用针刺疗法，首先必定以病人的精神活动情况为诊

治的依据。血、脉、营、气、精、神，是藏在五脏中的，如果它们过于紊乱，脱离五脏，便会导致精气损耗，魂魄飞出，神志恍惚，失去正常思考的能力，这是什么原因引起的呢？是大自然带来的祸害呢，还是人的过错呢？什么是德、气、生、精、神、魂、魄、心、意、志、思、智、虑？请告诉我其中的缘由。

岐伯回答说：天在我身上的体现是阳气，地在我身上的体现是阴气，阳气留滞与阴气冲荡便有了生命，所以生命的出现叫作精，男女之精相互搏结而形成的生灵叫作神，随着神活动往来的叫作魂，伴着精运行出入的叫作魄，用来役使外物的叫作心，心有所思考叫作意，思考所留存下来坚定不变的想法叫作志，借助志而意图求得变化叫作思，借助思而遥想未来目标叫作虑，借助虑而处理外物叫作智。所以有智慧的人的养生之道，一定会顺随四时，适应寒暑，中和喜怒，安于当下，以此节制阴阳，调和刚柔，这样便无病邪侵入身体，可得长生久视。

因此，惶惶不安、思虑过多会伤神，神受伤了便担惊受怕，并使五脏的精气流散不止；因为悲哀太过而扰动内心，会使精气耗尽而失去生机；过于欢喜快乐，会使神涣散而不归藏；过于忧愁，会使气机闭塞而运行不畅；大怒，会因迷惑而不能正常思维；恐惧，会因心神游荡而无法收敛。

心病，担惊受怕思虑过多便伤神，神伤便容易恐惧害怕，失去自我控制力，人会筋肉消脱，如果进一步发展到毛发枯萎、面色无华，就会死于冬天；脾病，忧伤愁闷挥之不去便伤意，意伤便心胸烦闷，人会四肢无力，如果进一步发展到毛发枯萎、面色无华，就会死于春天；肝病，悲哀扰乱心中便伤魂，魂伤便会发狂善忘，失去理智，失去理智便不能正常地应对他人，人会阴茎回缩、筋脉拘挛、胸胁无力，如果进一步发展到毛发枯萎、面色无华，就会死于秋天；肺病，喜乐没有节制便伤魄，魄伤便会发狂，发狂的人意识中没有人的概念，人会皮肤焦干，如果进一步发展到毛发枯萎、面色无华，就会死于夏季；肾病，暴怒不止便伤志，志伤便记性不好，容易忘记以前说过的话，人会腰脊疼痛，无法俯仰屈伸，如果进一步发展到毛发枯萎、面色无华，就会死于长夏；深陷恐惧之中得不到解脱便伤精，精伤便会骨头酸软无力，甚至萎缩，并且经常滑精。

五行、五脏、五窍、五味、五气、五志、七情的对应关系

五行	木	火	土	金	水
五脏	肝	心	脾	肺	肾
五窍	目	舌	口	鼻	耳
五味	酸	苦	甘	辛	咸
五气	臊	焦	香	腥	腐
五志	魂	神	意	魄	志
七情	怒	喜	忧、思	悲	恐、惊

五脏是负责贮藏人体精微物质的，不可以损伤，损伤了便会失去收藏的功能而导致阴虚，阴虚就不能化生正气，正气一旦消亡，人便会死亡。因此用针的人，必须谨慎观察病人的神情与病态，从而明确把握精神魂魄存亡得失的情况，如果病已深入五脏，就不能再用针刺治疗了。

肝藏血，血是魂的屋舍，肝气虚则容易受惊，肝气实则容易发怒；脾藏营，营是意的屋舍，脾气虚则四肢无力，五脏失常，脾气实则会腹胀，二便不利；心藏脉，脉是神的屋舍，心气虚则容易悲伤，心气实则会大笑不止；肺藏气，气是魄的屋舍，肺气虚则鼻塞不通，气息弱，肺气实则喘息、呼吸困难，胸中胀满，喜欢仰面呼吸；肾藏精，精是志的屋舍，肾气虚则会气机上逆而突然晕倒，肾气实则会腹胀，五脏不得安和。因此在治病的时候必须审定五脏有病时的表现，以识别气的虚实，谨慎小心地调治。

陆於陰陽和於術数

張其成辛丑秋
於京虚舍

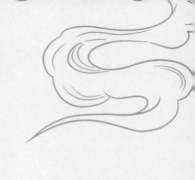

灵枢·天年篇第五十四

本篇名句

以母为基，以父为楯，失神者死，得神者生也。

血气已和，荣卫已通，五脏已成，神气舍心，魂魄毕具，乃成为人。

五脏坚固，血脉和调，肌肉解利，皮肤致密，营卫之行，不失其常，呼吸微徐，

气以度行，六腑化谷，津液布扬，各如其常，故能长久。

使道隧以长，基墙高以方，通调营卫，三部三里起，骨高肉满，百岁乃得终。

原　文

黄帝问于岐伯曰：愿闻人之始生，何气筑为基，何立而为楯（shǔn）？何失而死，何得而生？岐伯曰：以母为基，以父为楯，失神者死，得神者生也。黄帝曰：何者为神？岐伯曰：血气已和，荣卫已通，五脏已成，神气舍心，魂魄毕具，乃成为人。

黄帝曰：人之寿夭各不同，或夭寿，或卒死，或病久，愿闻其道。岐伯曰：五脏坚固，血脉和调，肌肉解利，皮肤致密，营卫之行，不失其常，呼吸微徐，气以度行，六腑化谷，津液布扬，各如其常，故能长久。

黄帝曰：人之寿百岁而死，何以致之？岐伯曰：使道隧以长，基墙高以方，通调营卫，三部三里起，骨高肉满，百岁乃得终。

黄帝曰：其气之盛衰，以至其死，可得闻乎？岐伯曰：人生十岁，五脏始定，血气已通，其气在下，故好走。二十岁，血气始盛，肌肉方长，故好趋。三十岁，五脏大定，肌肉坚固，血脉盛满，故好步。四十岁，五脏六腑十二经脉，皆大盛以平定，腠理始疏，荣华颓落，发颇斑白，平盛不摇，故好坐。五十岁肝气始衰，肝叶始薄，胆汁始灭，目始不明。六十岁，心气始衰，苦忧悲，血气懈惰，故好卧。七十岁，脾气虚，皮肤枯，八十岁，肺气衰，魄离，故言善误。九十岁，肾气焦，四脏经脉空虚。百岁，五脏皆虚，神气皆去，形骸独居而终矣。

黄帝曰：其不能终寿而死者，何如？岐伯曰：其五脏皆不坚，使道不长，空外以张，喘息暴疾，又卑基墙，薄脉少血，其肉不石，数中风寒，血气虚，脉不通，真邪相攻，乱而相引，故中寿而尽也。

语　译

黄帝问岐伯说：我想知道人在生命形成之初，是用什么筑起基础，是靠什么建立起外在的保障，失去了什么就会死，得到了什么就会生呢？岐伯说：以母亲为基础，以父亲为外卫，失去神的人就死，得到神的人就生。黄帝问：什么是神？岐伯说：血气谐和，营卫畅通，五脏皆已形成，神气居于心中，魂魄全部具备，才成为人。

黄帝说：人的寿命有长有短，各不相同，有的人短命，有的人长寿，有的人猝死，有的人得了病，但是能活很久，我想听听其中的道理。岐伯说：五脏坚固，藏精不泄，血脉和谐，肌肉畅通调达，皮肤细密，营卫之气运行正常而不乱，呼吸微细而和缓，体内之气运行规律，六腑正常运化水谷，津液正常布散周身，人体各部分都运行正常，所以这个人就能长寿。

黄帝说：有的人活到一百岁才去世，是怎么做到的呢？岐伯说：人中沟深长，面部轮廓高大方正，营卫调和通畅，上中下三庭隆起没有塌陷，骨肉丰满，就可以活到百岁。

黄帝说：人体之气从生到死的盛衰过程，可以讲给我听吗？岐伯说：人十岁的时候，五脏开始健全，血气也畅通了，人的气在下部，所以喜欢跑。二十岁，血气开始旺盛，肌肉刚刚开始发达，所以喜欢快走。三十岁，五脏基本都已经发育健全了，肌肉强健，血脉盛满，所以喜欢走。四十岁，五脏六腑、十二经脉都已经非常旺盛而健全，就不再增长了，腠理开始疏松，脸色开始失去光泽，头发开始变白，血气发展到顶峰不会再增加，所以喜欢坐着。五十岁，肝气开始衰败，肝脏开始变薄，胆汁分泌也变少了，眼睛开始看不清。六十岁，心气开始衰败，常常苦恼忧愁，血气开始分散，运行迟缓，所以喜欢躺着。七十岁，脾气虚，皮肤枯槁。八十岁，肺气衰败，魄就离散了，所以容易说错话，词不达意。九十岁，肾精枯竭，肝心脾肺四脏的经脉气血也都空虚了。一百岁，五脏都空虚至极，神气也都离散了，只剩一副躯壳而走向死亡。

黄帝说：那些不能享尽天年就去世的人是怎么回事？岐伯说：那些人的五脏都不坚固，人中沟不长，鼻孔向外翻张着，呼吸时喘气粗而急促，面部不饱满，脉小血少，肌肉不坚实，常常受风寒侵袭，气血亏虚，脉道不畅，真气和邪气两相交攻，气机混乱，因此不能尽享天年就提前去世了。